会社の中の発達障害

いつも嫌なことを言う上司、いつも迷惑をかける部下

星野仁彦
福島学院大学大学院教授
心療内科医・医学博士

集英社

会社の中の発達障害

いつも嫌なことを言う上司、
いつも迷惑をかける部下

はじめに

デスクの上もまわりもごちゃごちゃ、会議や打ち合わせには毎回のように遅刻し、何をやらせても段取りが悪く、何度注意しても同じミスを繰り返す……。

あなたの部下や同僚にそんな人はいませんか？

なんであんなに仕事ができないんだ！　と怒る前にちょっと待ってください。

では、あなたはどうでしょうか。

突然キレたり、急な予定変更に激しく動揺したり、つい口にした一言に周囲が凍りつき、自分は「浮いている」と感じたり……そんな経験はありませんか。

近年、大人の発達障害に関する本がたくさん刊行され、テレビや新聞などでも紹介されたことで、従来は子どものものと思われがちだった発達障害は大人にも現れる症状であることが、日本でも知られるようになりつつあります。

発達障害とは、社会性やコミュニケーション能力などの発達に何らかの偏りがあるために生じる状態を指し、主に三つに分類されます。

不注意で落ち着きがなく、衝動性、多動性などが見られる「注意欠如・多動性障害（ADHD）」や、想像力や社会性などに問題がある「自閉症」「アスペルガー症候群（AS）」などを含む「自閉症スペクトラム障害（ASD）」、ある特定の能力の習得に不都合のある「学習障害（LD）」です。

その原因は、脳の一部における「発達のアンバランス」から来る機能障害によるもので、性格や親のしつけに起因するものではありません。軽度から重度まで、あるいは複合型と、さまざまなパターンがあるために、周囲ばかりか当人もその病態を把握しにくいという面があります。

また、日本では正確に診断できる医師が少ないという現実もあります。

子どもの頃は単なる「落ち着きのない子」「活発な子」と思われ、軽度の場合、学校の成績がよいことも少なくありません。そのため症状を見過ごされたまま成人し、社会に出てからうまくいかないことが重なって、初めて自分が発達障害であることに気づく人、あるいは周囲に指摘される人が多数見られます。

もちろん、本来の性格として気が短い、だらしないなどということもありますが、度を越していたら、発達障害の可能性を否定できません。

また、社会になじめないことでうつ病や不安障害、依存症などの「二次障害」を併発することもあり、引きこもりやニートの増加の背景にも発達障害が疑われています。

症状を抱える人が、上司や部下、同僚となれば、周囲の人々は巻き込まれ、職場はしばしば混乱します。しかし彼らを「困った人」「仕事のできない人」で済ませては、職場にとっても社会にとっても損失となりますし、発達障害だから仕事ができないということは決してなく、むしろ得意分野において素晴らしい才能を見せることがあるのです。

ほとんどの場合、上司や部下は選べません。

逃れられない関係ならば、本人や周囲の人たちが、発達障害を正確に把握し受け入れた上で、対応することが必要となるでしょう。

人は誰しも、多かれ少なかれ何らかの病理を抱えるものです。

お互いにうまく距離を取り合いながら、それぞれの場所で能力を発揮できれば、職場の人間関係や雰囲気が改善し、仕事のパフォーマンスも上がります。

本書は、仕事の場で発達障害者と接する場合の具体的な対応策を提案しています。何より、発達障害を抱えて七十年を生きてきたからこその私自身の経験を踏まえ、どのような対応や工夫がなされれば、障害を抱える当事者が働きやすいかを考え合わせてまとめました。

発達障害者ばかりではなく、その周囲の人たちが気持ちよく働ける職場が増えることを願ってやみません。

二〇一七年　八月

星野仁彦

職場にこんな人はいませんか？

仕事の段取りができない、言うことがころころと変わる、
ケアレスミスを繰り返す、すぐにキレる……。
そんな上司、部下、同僚に困惑していませんか？
彼らのために仕事場の雰囲気が悪くなっていませんか？
それらが度を越していたら、単なる性格上の問題ではなく、
「発達障害」が背景にあるかもしれません。

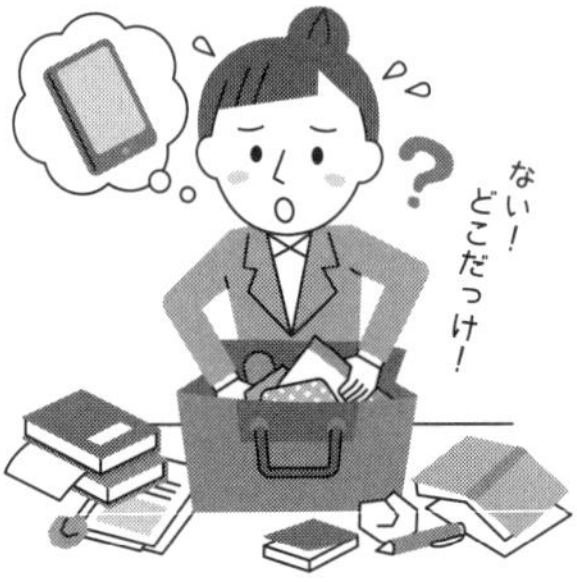
ない！
どこだっけ！

忘れ物・失くし物が多い

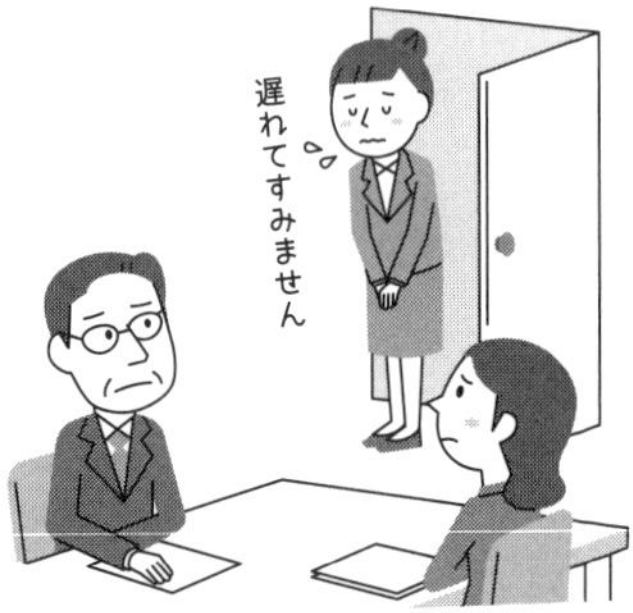
遅れてすみません

時間・期日を守らない
遅刻が多い

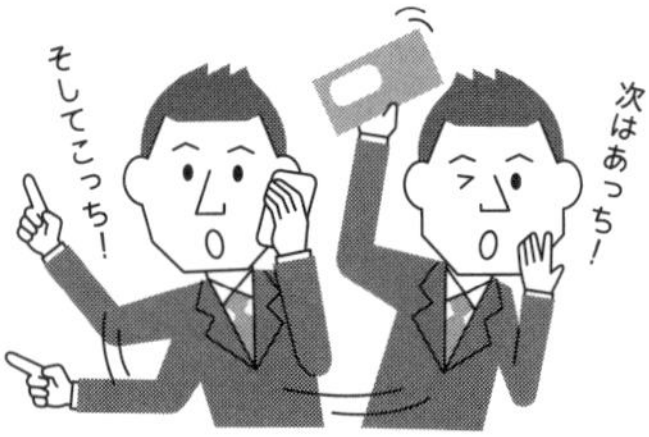
そしてこっち！
次はあっち！

落ち着きがない
他のことにすぐに気が移る

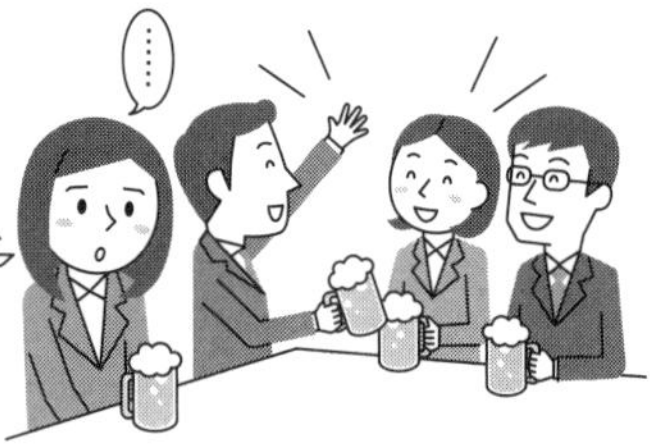
……

人とうまくつきあえない

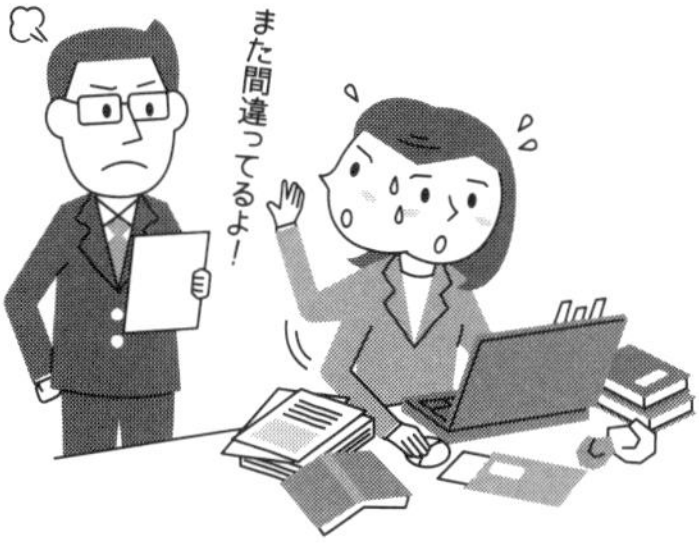
また間違ってるよ!

ケアレスミスが多い

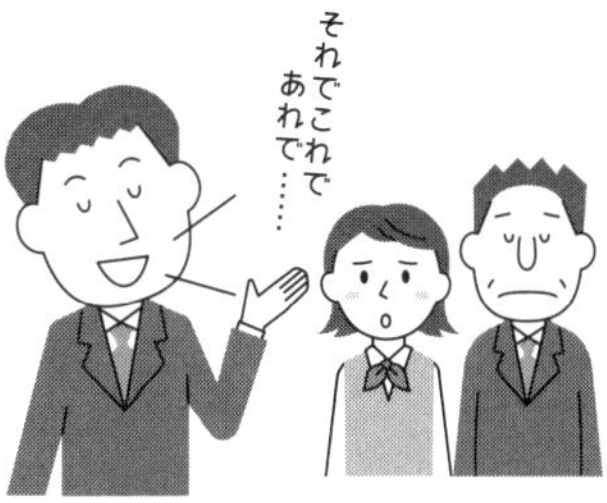
それでこれで
あれで……

一方的に話す

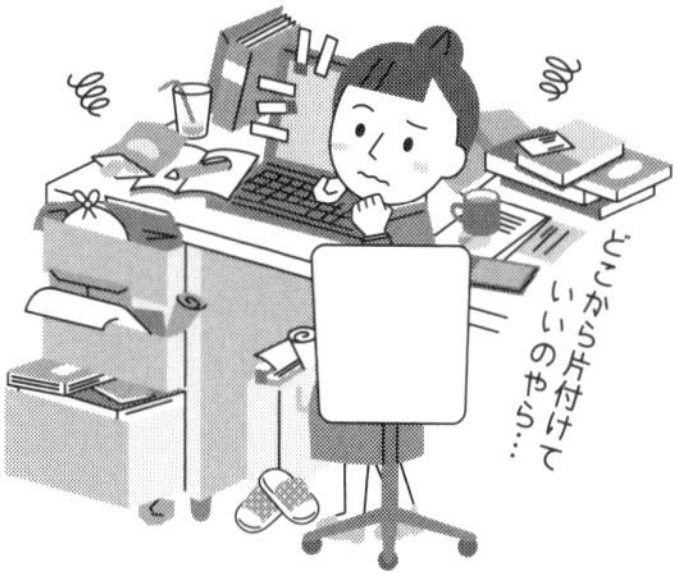
どこから片付けて
いいのやら…

デスクが乱雑

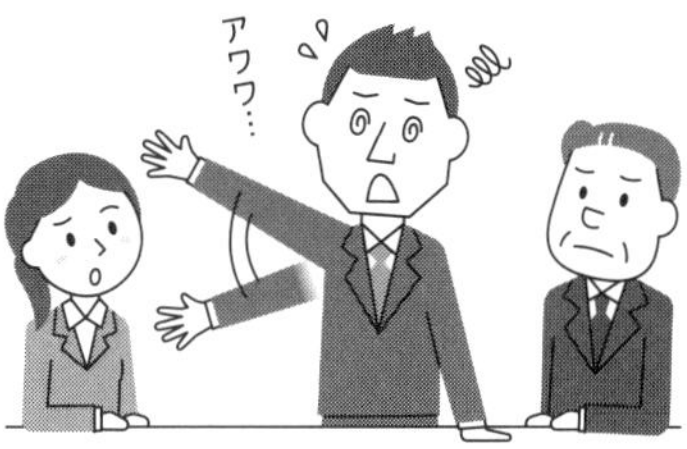
アワワ…

すぐにキレる
パニックを起こしやすい

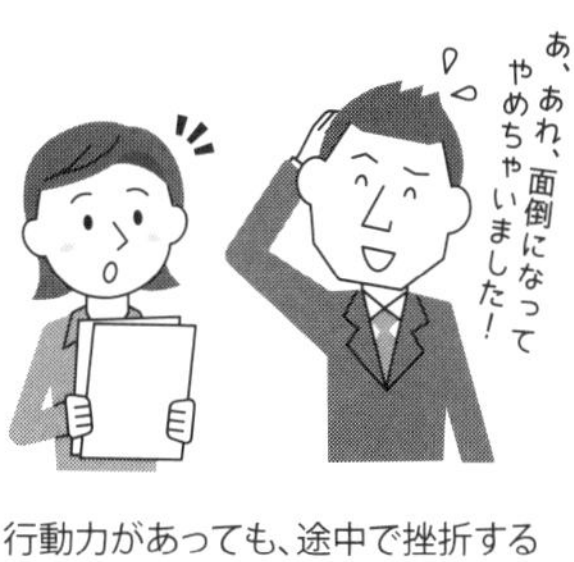
あ、あれ、面倒になって
やめちゃいました!

行動力があっても、途中で挫折する

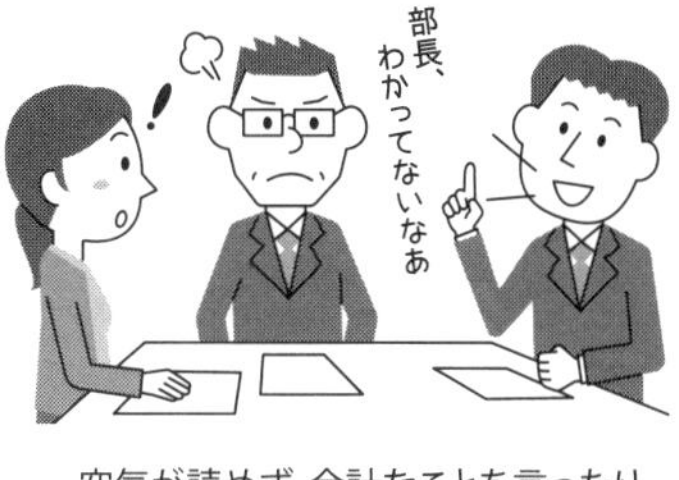
部長、
わかってないなぁ

空気が読めず、余計なことを言ったり
思ったことをそのまま言う

会社の中の発達障害

いつも嫌なことを言う上司、いつも迷惑をかける部下

目次

第2章　大人の発達障害の種類と特性

第3章　職場で見られる発達障害

第4章　発達障害に気づいて三十年——ある心療内科医の体験記

第5章　発達障害に似た症状と発達障害の治療法

第1章

大人の発達障害とは

想像以上に高い大人の発達障害の有病率

会議に必ず遅刻してしまうAさん。しかも、企画書や書類などの提出期限を毎回のように忘れるなどして、守ることができません。上司から何度も注意を受け、次こそ間に合わせようとしますが、いざその時になると、他にやることが目に付きそちらに手を出し始め、さらに別のやりかけの仕事を思い出し……結局、優先順位がつけられず未提出を繰り返します。最近では上司からの注意や指示もなくなり、Aさんが不在でも仕事が進むシフトを組まれるようになってしまいました。

営業職のBさんは、仕事熱心であるにもかかわらず、なかなか実績を挙げられません。取引先を訪れた際に「散らかったオフィスですね」、仕事相手に対して「最近、すごく太りましたよね」などと、同行した部下が驚くような失礼なことを平気で言ってしまいます。思ったことをそのまま言っただけと本人に悪気はないのですが、その言動のために仕事相手を怒らせ、担当替えを要求されることがしばしばあります。

さて、彼らは単に「だらしない」「自分に甘い」「無神経」「空気が読めない」人たちなのでしょうか。

最近、発達障害がテレビなどメディアで取り上げられたり、解説書以外にも、知名度のある方の症状について書かれた書籍が刊行されるようになりました。従来は子どものものと思われがちだった発達障害は、大人にも現れる症状であることが日本でもようやく認知されるようになりつつあります。

また、二〇〇四年（平成十六年）に発達障害者支援法が制定されたことを始め、法整備が進められ、保険医療の他、福祉、教育、職業等に関する施策、

発達障害に関する法律	
2004年（平成16年）	発達障害者支援法
2007年（平成19年）	特別支援教育（文科省）
2008年（平成20年）	保育所保育指針改定（厚労省）
2008年～2009年（平成20年～21年）	国公立大学学生への特別支援教育（文科省）
2011年（平成23年）1月	大学入試センター試験における発達障害者への特別措置（文科省）
2011年（平成23年）	障害者虐待防止法
2013年（平成25年）	障害者差別解消法

関係行政部局、支援機関・施設などが連携を図りながら、発達障害者への支援を推進することになりました。発症率、有病率が想像以上に高いことと、成人してからの予後（将来性）が必ずしも良好でなく、一部は社会不適応につながることを国が把握してきたということでしょう。

統計により異なりますが、十五歳未満の子ども全体の6〜12％にその症状が見られると言われており、見過ごされたまま成長すると、大人になってから発達障害の症状が顕在化する場合があります。

発達障害とは、注意力に欠け、落ち着きがなく、衝動的な行動をとる「注意欠如・多動性障害」（ＡＤＨＤ：Attention Deficit Hyperactivity Disorder）、対人スキルや社会性などに問題のある「自閉症」や「アスペルガー症候群」（ＡＳ：Asperger Syndrome）などを含む「自閉症スペクトラム障害」（ＡＳＤ：Autism Spectrum Disorder）、ある特定の能力（読む、書く、計算するなど）の習得に問題のある「学習障害」（ＬＤ：Learning Disorders, Learning Disabilities）などの総称です。

これらのすべてが合致しないまでも、ある部分は「誰にでもあること」と、性格や個性のように思われるかもしれませんし、もちろんその可能性もあります。傾向が見られたからといって、安易に発達障害と決め付けることはできません。

「片付けられない」「忘れ物が多い」「キレやすい」「人の話を聞かず、自分のことばかり話す」など、一見よくある性格的な短所に思えますが、日常生活や社会生活全般にかかわったり、度を越している場合には、発達障害が背景にあることが疑われます。

また、大人の発達障害には、うつ病や不安障害、依存症などの合併症、二次障害が起こることが多いため、それらに隠されて、本質的に何の症状なの

広汎性発達障害（PDD）と自閉症スペクトラム障害（ASD）

発達障害の診断基準として日本で使用されているのは、世界保健機関（WHO）の「ICD」とアメリカ精神医学会の「DSM」の二つ。1990年代に公表されたICD-10とDSM-4では、広汎性発達障害の中に、自閉症やアスペルガー症候群、レット症候群、小児期崩壊性障害などが含まれていたが、2013年に改訂されたDSM-5ではその分類をなくし、自閉症スペクトラム（連続体）障害という括りとしたため、WHOの分類体系とは一致していない。

か判別が難しい場合があります。

見過ごされる発達障害

先述のように、発達障害が疑われる子どもは一定数存在しますが、現在の日本には、子どもの発達障害を診断して治療できる専門医が不足していることと、日本人特有の横並び志向で「普通」にこだわることもあり、その多くが特別支援学校や特別支援学級ではなく通常学級に在籍しています。

障害が軽度であれば、授業についていけないことはなく、むしろ中程度以上に成績が優秀な子どもも多く見られます。「障害」という言葉のイメージから、知能の遅れなどを連想する人が多いため、成績良好だと気づかれにくく、「ちょっと普通と違う」などの違和感が、「あの子は変わっている」と思われるに留まり、そのまま進学し社会生活を送る段になって、何らかの問題が生じてくるのです。

友達づきあいが苦手だったり、落ち着きがなくても、成績が特に悪くなければ、親も教師も潜在的な問題に気づきません。日本は、集団の中からはみ出ない行動がよしとされがちな同調圧力が強い社会でもあります。親が世間体を大切にするため、子どもの障害を受け入れようとしないという側面もあり、大問題が起こらない限りは、周囲も本人も気づかないまま、あるいはどこか違和感を持ちつつもそのままやり過ごして成人となるケースが多いのです。

また、発達障害の子どもは、周囲に馴染みにくくストレス耐性が低いことが多いなどの理由から、いじめや不登校の問題を抱えたり、うつ病や不安障害や依存症を併発することがあります。

今、なぜ発達障害が注目されるようになったのか

1. 軽度まで含めれば、出現率が高いため（10％以上）
2. ストレス耐性が低く、思春期以降にさまざまな二次障害や合併症を発症しやすいため
3. 高学歴でも、社会適応が困難で就労してから問題が生じやすいため

このような場合、眼前の症状にとらわれ、元来の発達障害が見過ごされてしまうのです。

私の診察では初診に六十分~九十分をかけて、重ね着を一枚ずつ脱がしていくように、現在から幼児期まで遡って聴き取りをしますが、そのようにしなければ正確な診断はできません。

現時点で見られる表面上の症状だけではなく、その患者の全体像を診ることがとても重要です。

発達障害の原因

発達障害がなぜ起こるのか、明確な原因はまだわかっていません。確実に言えるのは、さまざまな症状が、脳の発達のアンバランスからくる脳機能障害によって引き起こされているということのみです。

脳機能障害を起こす原因の一つとして考えられるのは、遺伝的な要因です。

たとえば、両親やきょうだいが発達障害だと、その人も高い確率で発達障害だと考えられています。また同じ遺伝情報を持つ一卵性双生児の研究では、双方が同じ病態の発達障害になる確率が極めて高い（80～90％）ことがわかっています。

しかし、遺伝的要因があるからといって必ずしも発症するわけではなく、ガンなどの他の病気と同様に、なりやすい性質が遺伝するということです。

その他、未熟児出生、妊娠中毒症、重症黄疸などの出産前後の周産期異常により、乳幼児期の間に、脳の発達に影響を与える疾患などで脳機能が損なわれ、成長とともに身につくはずの言葉や社会性、感情のコントロールなどが未発達、未成熟、アンバランスになるために起こるのではと考えられています。

従って、本人の性格、家庭環境や心的外傷（トラウマ）体験などの環境要因や心理的要因は直接の原因ではありません。あくまで本質的な原因は脳科学的な問題なのです。

さらに、妊娠中の母親の飲酒や喫煙（胎児性アルコール・タバコ症候群）、インフルエンザなどのウィルス感染の他、昨今の発達障害の増加には環境ホルモン（PCB、ダイオキシン）や重金属などによる影響なども注目されています。

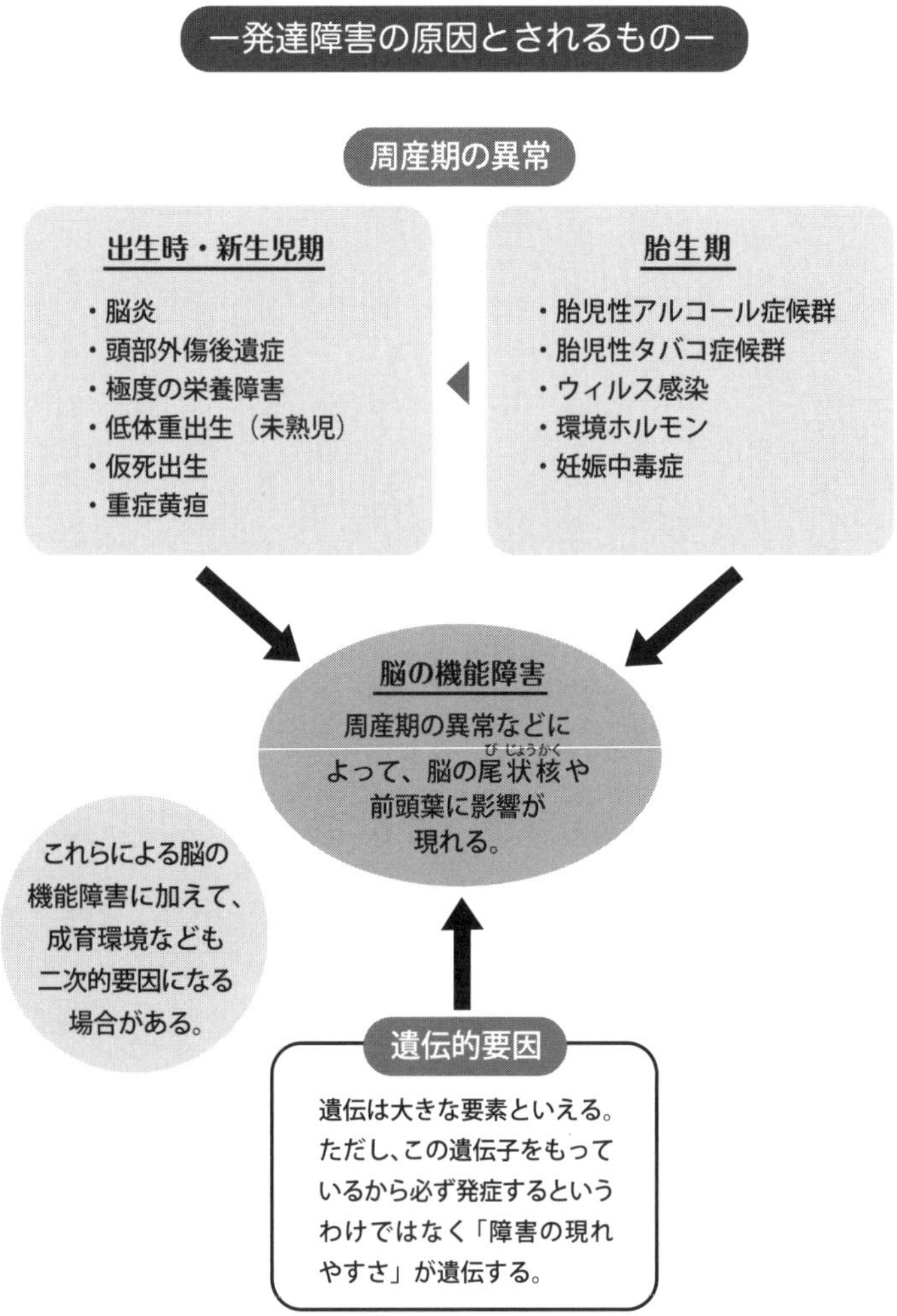

ー発達障害の原因とされるものー
周産期の異常
出生時・新生児期
・脳炎
・頭部外傷後遺症
・極度の栄養障害
・低体重出生（未熟児）
・仮死出生
・重症黄疸
胎生期
・胎児性アルコール症候群
・胎児性タバコ症候群
・ウィルス感染
・環境ホルモン
・妊娠中毒症
脳の機能障害
周産期の異常などによって、脳の尾《び》状核《じょうかく》や前頭葉に影響が現れる。
これらによる脳の機能障害に加えて、成育環境なども二次的要因になる場合がある。
遺伝的要因
遺伝は大きな要素といえる。ただし、この遺伝子をもっているから必ず発症するというわけではなく「障害の現れやすさ」が遺伝する。

また先述の一次的原因に、睡眠不足、長時間のゲーム、テレビ、ネット依存や偏食のほか、虐待、いじめなどの成育環境による心理・社会的要因が加わることで、うつ病などの二次障害を併発したり、すでにある発達障害が悪化する場合があります。

誤解を受けやすい発達障害

私が研究を始めた四十五年前から隔世の感があるほど、昨今は認知度が高まったとはいえ、障害名が一人歩きして発達障害への深い理解が世間に浸透していないというのが実感です。幼少期からうまく生活をこなせないことで、周囲からいつも叱られたり、非難されたり、疎外されたり、家庭内でも虐待やネグレクト（育児放棄）につながっている例も多く見られます。誤解を受けやすい原因として次の理由が考えられます。

●知能の遅れを伴わず、学業成績が悪くない。
●年齢と発達段階によって障害の現れ方が大きく変化するため、病態をつかみにくい。
●障害の現れ方と経過に個人差がある。

たとえば、ＡＤＨＤは、「落ち着きがなくキレやすい」＝「多動・衝動性優勢型」という一元的な認識が教育現場でなされていることが多いのですが、多動・衝動性は目立たず、不注意、片付けができないなどの症状がある「不注意優勢型」という別のタイプもあります。

その場合、後者の子どもは単に「だ

発達障害はなぜ見えない隠れた障害なのか？

1. さまざまな種類と程度がある
……ADHD、ASD、LD

2. 症状なのか個人の特性・性格なのかわかりにくい

3. 年齢・発達段階によって状態像が大きく変化する
……幼年期、学童期、思春期、青年期、成人期

4. 思春期以降に種々の二次障害・合併症を示し、元来の発達障害が隠れて見えにくい

らしない子ども」「いつもボーッとしている子ども」などと思われ、サポートの対象から外れ、そのまま放置されてしまうのです。

こうした無理解が、思春期・青年期になって二次障害や合併症を引き起こし、大人の発達障害の問題へと連なっていきます。

「障害」という言葉が誤解を招く

日本語では、ＡＤＨＤは「注意欠如・多動性障害」、ＬＤは「学習障害」と訳されています。この「障害」という訳が、多くの人に誤解を与えがちであることは否定できないでしょう。

そもそもＡＤＨＤ＝Attention Deficit Hyperactivity Disorderの「Disorder」という単語を「障害」と訳したことが誤解の要因です。本来は「日常生活上の多少のハンディ」という意味合いでディスオーダーという用語を用いていたはずが、「障害」という比較的強い印象を与える日本語で訳されたために、極端な問題であると連想されることになったとも言えるのではないでしょうか。

そして、注意欠如、多動性などの言葉がさらに行動面に問題があるという誤解を生んでしまいました。

しかしＡＤＨＤは、行動面だけに問題があるのではなく、社会性、学習面、認知機能、運動機能などのバランスが不具合である状態をいいます。そのような症状が、社会生活に適応することのハンディになりやすいということなのです。私を含め学者や研究者の中では、発達障害のことを、「発達アンバランス症候群」と呼ぶべきだという声が増えてきました。

ＡＤＨＤ、アスペルガー症候群、自閉症などの子どもの脳は、能力がアンバランスなために、よくできることとできないことが極端です。中には大変優れた能力を示す分野も多く、その能力は成人後も持続することがわかっています。

治療や指導を受けるほど深刻ではなくても、ある分野のみが「何となくうまくいかない」と感じている人は多いでしょう。そういう人たちも、トラブルを起こさないようなコツを身につければ、個性を発揮できるようになっていきます。

大人になってから気づくわけ

幼少期から学生のうちは、ひとりで好きなことに没頭していても許容され、うまくいかないことがあっても、家庭や学校のサポートがありました。しかし社会人となって就職したり、結婚して家庭を取り仕切らなければならないようになると、そうはいきません。

仕事は多くの場合、たくさんの人と関わって成り立つものです。また、仕事を持たない女性も、妻、母親、嫁の立場として、さまざまなコミュニティーと接点を持つことになります。学生時代や子どもの頃と違って、高度で複雑なコミュニケーションを駆使して対人関係を築いていく必要が生じるのです。

仕事をしていく上では、相手の表情やしぐさ、言葉遣いや声の調子から胸の内を推量しながら交渉していくことや、意に添わなくてもやらなければいけないこと、苦手な上司や取引先などとも付き合っていかねばなりません。感情のコントロールを必要とされる場面も多いでしょう。

社会性、コミュニケーション能力に問題を抱える発達障害者は、たとえ実績を挙げられても、人間関係に支障をきたすことも多いため、周囲の人から評価は得にくくなり、仕事をうまく運べないことが多々あります。

「ミスが多い」「時間が守れない」「物事の優先順位がわからない」「片付けられない」……などが続く、あるいは重複し、「生きづらさ」を感じるにあたって、自分が発達障害であることに気づくのです。

発達障害は、何歳からでも「調整」可能、かつその能力を発揮できる!

発達障害の特性に合わせ、行動や言動のコツを体得するようにすれば、それほど苦労せず生活することが可能です。また、家族や周囲の人などの理解とサポートに恵まれることも大きな要素となりますが、「うまくいかないのは性格ではなく障害のせい」と、まず自覚することで、トラブルを回避することができるようになります。

ＡＤＨＤ、ＡＳＤ、ＡＳの脳の発達はアンバランスなため、「あれはできるのに、これができないはずがない」＝「できないのは本人が怠けているせいだ」と、周囲から思われてしまうことも少なくありません。その原因が脳にあることを知られていないからです。

しかし、普通の人がごく当たり前にできることができなくても、特定の分野や領域では優れた才能を発揮することがあり、なかには一流の芸術家、科学者などになる人もいます。

例えば、坂本龍馬は、幼少期は袴を自分で穿けず、いつも食べ物をこぼしながら食事をし、十歳を過ぎてもお漏らしをするという典型的なＡＤＨＤだったと言われています。学校でもいじめられっ子の龍馬に、「弟は必ず立派な人間になる」と愛情たっぷりに接して、いち早くその才能を見抜いていたのは、姉の乙女でした。

また相対性理論などの学説を打ち立てたアインシュタインは、五歳を過ぎてもうまく言葉を話せず、すぐにキレる子どもだったと伝えられています。さらに、部屋の片付けができず職を転々とし、人付き合いも苦手だったと言われており、発達障害のさまざまな症状を抱えていたのではと思われます。

この他にも、ベートーヴェン、モーツァルト、レオナルド・ダ・ヴィンチ、エジソン、織田信長などに発達障害の症状に近似したエピソードが残っています。「できない」ことに目を向けるのではなく、できること、得意なことに目を向けて、その人の能力を伸ばすように周りもサポートしていくべきなのです。

大人の発達障害は、適切なカウンセリングや薬物療法を受ければ治療は十分に可能であることを、障害者自身のみならず周囲の人も知っておく必要があります。

ただ、家族はもちろん、上司、同僚、部下として発達障害者たちと日々接していくことは、時に心理面に大きな負担がかかります。発達障害者自身だけではなく、周囲の人たちも自身の心身のバランスを崩さないよう、一人で抱えこまず、必要に応じてカウンセラーなどの専門医にかかるなど気をつけることが大切です。

第2章

大人の発達障害の種類と特性

大人の発達障害で問題になるのは、主にＡＤＨＤとＡＳＤの中のアスペルガー症候群です。知能や学歴が高くても、社会生活に支障をきたしたり集団生活に適応できない場合があるためです。

ＡＤＨＤ（Attention Deficit Hyperactivity Disorder）

ＡＤＨＤを理解する上で最も重要になるのは、「不注意」「多動性」「衝動性」の三つの特徴です。「不注意」や「多動性」など、行動面の問題が強調されて伝わりますが、実際には行動面のみならず、社会性、認知機能、運動機能などさまざまな能力に発達のアンバランスさがあり、社会生活を送る上で問題になっているのです。

一般的に、子どもは発達に応じてどの能力もほぼ同じように成長しますが、発達障害の子どもは脳の発達に偏りが生じ、それが大人になっても継続します。

1 不注意──気が散りやすく、集中できない

不注意はＡＤＨＤの中核的な症状です。脳に軽度の機能障害が生じることにより、目覚めているときでも、覚醒レベルがやや低下し注意散漫になると考えられています。また、興味の対象が変わりやすいため、ひとつのことに長時間集中することができず、すぐに気が散りがちです。ＡＤＨＤの特性は、子どもから大人に成長する段階で軽くなるものもありますが、「不注意」はあまり変わらないと言われています。

そして、この傾向のために「管理すること」が不得意です。「時間の管理」が苦手なために、仕事を計画的に進められず、「物の管理」が苦手なために、片付けができず忘れ物や失くし物が多かったりします。その他、書類、金銭、健康、嗜癖など自己管理（セルフコントロール）も苦手です。

ワーキングメモリが少ない場合も多く、同時に複数の作業をこなすことにも困難がともないます。

具体的な特徴として次のものなどがあります。

●会議や打ち合わせの最中にボーッとする、あるいは居眠りする。
●人の話を最後まで聞けず、自分の言いたいことだけを一方的に話す。
●やるべき仕事や課題を計画的に進められず、最後までやり遂げられない。
●うっかりミスや忘れ物が多い。
●掃除が苦手で、整理整頓、片付けができない。
●信号の見落としなどで事故を起こしやすく、怪我をしやすい。
●遅刻が多い。

2 多動性――落ち着きがなく、そわそわしている

子どもの頃のＡＤＨＤで、じっとしていられずに授業中でもウロウロと歩き回ったり、キレて大声でわめいたりする症状は、多くの場合、小学校高学年から思春期にかけて徐々に改善されます。

ただ、歩き回るなどの全身の多動が影をひそめる一方で、大人になると、せっかちでじっとしていられない、気ぜわしくそわそわしている、何となく落ち着きがな

いといった様子が見られるようになります。
具体的な特徴として次のものなどがあります。

●長時間じっとしているとイライラしてくる。
●用も無いのにウロウロする。
●座っていても、頻繁に姿勢を変えたり脚を組み替える。
●貧乏ゆすりをしたり、机やテーブルなどをトントンと指でたたく。
●絶え間なく早口で一方的にしゃべる。
●仕事が長続きしない。

3 衝動性――後先を考えずに、思いつきで行動する

衝動性は、ＡＤＨＤの人に見られる代表的な特性です。何かを思いついたら、よく検討もせずに行動して、失敗やトラブルなどを繰り返します。子どもの頃は、おもちゃをいきなり投げつけたり、人を突き飛ばしたりします。

脳の神経細胞間の情報伝達には、脳内で分泌されるさまざまな神経伝達物質が関わっていますが、その中の「ドーパミン」や「ノルアドレナリン」の不足が、こうした行動の原因と考えられています。

具体的な特徴として次のものなどがあります。

●些細なことで怒りやすく、キレることが多い。
●TPOをわきまえた振る舞いができない。
●思いついたことをそのまま発言したり、行動に移す。
●突発的なミスを繰り返す。
●たびたび交通事故を起こす。
●ギャンブルにのめり込んだり、衝動買いをする。
●アルコール、タバコ、カフェインなどの嗜癖に走りやすい。
●不用意な性行動をしてしまい、異性間のトラブルが多い。
●無遠慮な発言や唐突な行動のため、夫婦間、家族間でもトラブルが多い。
●家庭内暴力、児童虐待に走ることがある。

大人のADHDの主な診断基準

[1] 基本的症状

基準項目	具体的な特徴
① 多動（運動過多）	いつも落ち着きがなくソワソワしている
② 不注意（注意散漫）	気が散りやすく、一つのことに集中できない
③ 衝動性	後先考えずに思いつきでパッと行動してしまう
④ 仕事の先延ばし傾向・業績不振	やるべきことを先延ばしにし、仕事がどんどんたまっていく
⑤ 感情の不安定性	気分屋で情緒不安定・セルフコントロールの欠如
⑥ 低いストレス耐性	ひどい心配性で強い不安感に囚われやすい
⑦ 対人スキル・社会性の未熟	対人関係で必要な基本的スキルが未熟で孤立しやすい
⑧ 低い自己評価と自尊心	マイナス思考で物事を否定的、悲観的、被害的に捉える
⑨ 新奇追求傾向と独創性	飽きっぽくて一つのことが長続きしない

[2] その他の随伴症状

基準項目	具体的な特徴
⑩ 整理整頓ができず、忘れ物が多い	注意散漫によって段取りよく作業ができない
⑪ 計画性がなく、管理が不得手	金銭・時間・書類などを管理することができない
⑫ 事故を起こしやすい傾向	集中力に欠け信号や標識などを見落としがち
⑬ 睡眠障害と居眠り	睡眠不足から交通事故などを起こしやすい
⑭ 習癖	爪かみ、チック、抜毛、貧乏ゆすりなど
⑮ 依存性や嗜癖行動に走りやすい	酒、タバコ、薬物、ギャンブルなどに溺れやすい
⑯ のめり込みとマニアックな傾向	過集中とこだわり傾向が見られる

さらに、ＡＤＨＤは、先述の三つの症状の現れ方によって、次の三タイプに分かれます。

不注意優勢型　不注意傾向の強いぼんやりうっかり型。

多動・衝動性優勢型　落ち着きのないエキセントリック型。

混合型

これらは、互いに複雑にからみ合ったり重なり合って、さまざまな症状となって現れます。社会人として、職場や仕事上で特に問題になるのは、「計画性がなく管理が苦手、仕事を先延ばしにする傾向」「感情のセルフコント

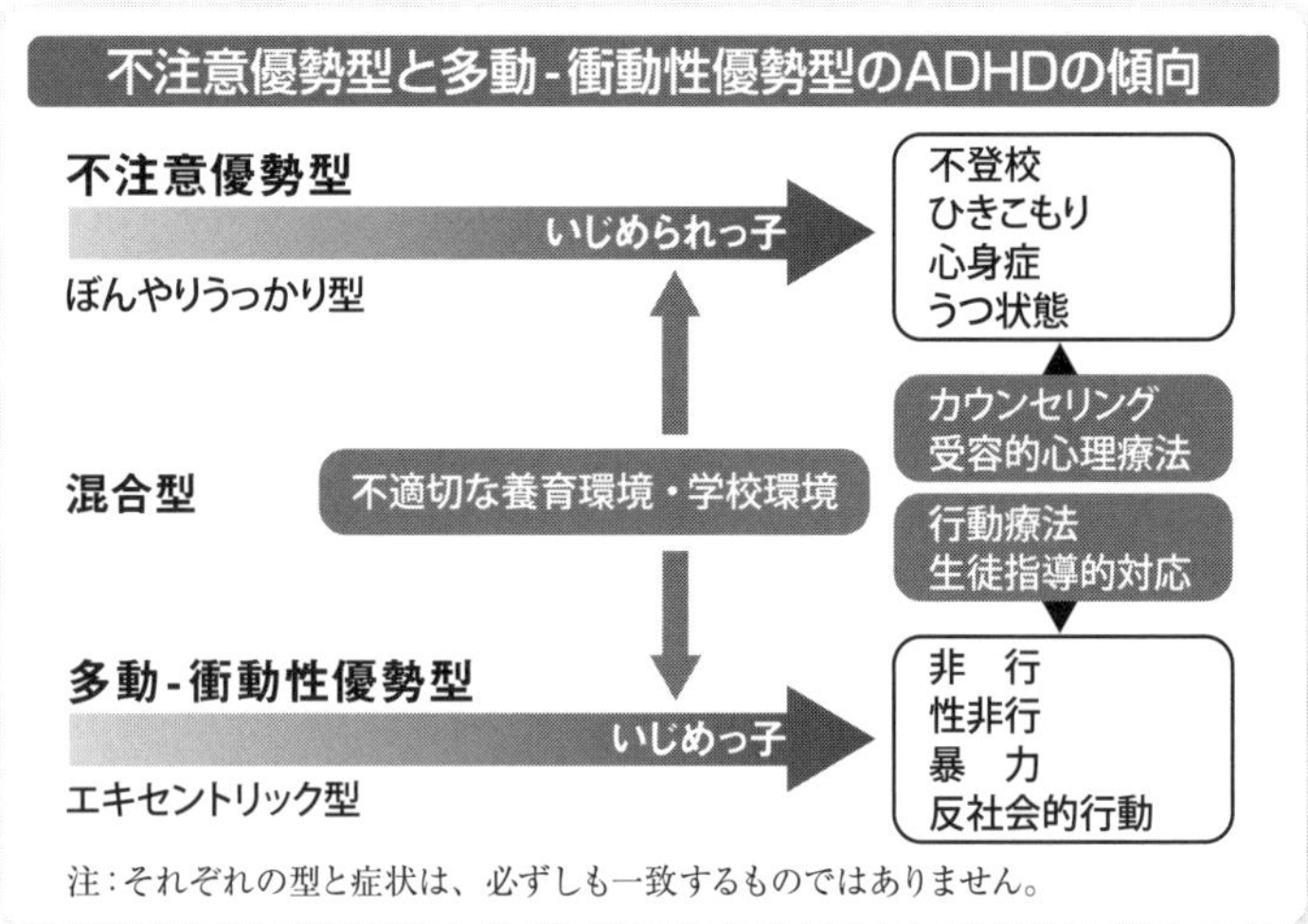

注：それぞれの型と症状は、必ずしも一致するものではありません。

ロールができないこと」「対人スキル・社会性の未熟」でしょう。

ＡＤＨＤの人は、仕事で失敗やミスを繰り返し、成功体験や達成感を得られないことが多く、自信を喪失しセルフイメージも低くなり、劣等感や疎外感を抱きやすいため、自分の存在に価値を見出すことができにくくなります。その結果、しばしばうつ病や不安障害、さまざまな依存症などを併発してしまうのです。

なかなか快方に向かわないうつ病や不安障害、依存症の背景には発達障害が隠れている場合も多く見られます。

アスペルガー症候群（Asperger Syndrome）

知的障害を伴わないものの、興味やコミュニケーションについて特異性が認められるのがアスペルガー症候群です。この診断名は、一九四四年、最初にアスペルガー症候群の定義をしたオーストリアの小児科医ハンス・アスペルガーに因んだものです。

特定の分野への強いこだわりを示し、運動機能の軽度な障害が見られたりするこ

言語能力も知的能力も高い

それぞれの病気の境界があいまいであるために、アスペルガー症候群、高機能自閉症、低機能自閉症をまとめて「自閉症スペクトラム（＝連続体）障害」と呼ぶ。

高

知的能力・言語能力

自閉症スペクトラム障害

アスペルガー症候群（AS）

知的、言語的な遅れはないが、独特な言い回しなどをする。特定の分野で天才的な才能を見せることもある。

高機能自閉症

乳幼児期に言葉の遅れが見られる。成長とともに言語の遅れは目立たなくなるものの、アスペルガー症候群よりは会話能力などが劣る。

低機能自閉症

言語発達と知的能力の遅れをともなう自閉症。アメリカの精神科医カナーが発表したことから「カナータイプ」と呼ばれることもある。

低

とがありますが、自閉症に見られるような知的障害および言語障害はありません。

1 社会性、対人関係の問題——人と親しくなる気がない

アスペルガー症候群の人は、深い人間関係を築くのが苦手で、なかなか親しい友達ができません。ＡＤＨＤの人も対人関係に関しては不器用な面がありますが、人と親しく関わりたいという気持ちはあり、ここがアスペルガーと異なる点です。

そもそもアスペルガー症候群の人は、人間関係を築くことへの興味が希薄と言われています。そのため友人ができずに孤立しても苦痛に感じず、子どもの頃から一人遊びが多くなります。

人は成長するにつれ、人前ではどのように振る舞うか、人とどのように接すればいいか、集団や組織においてはどのように行動すべきかなどを、個人差はあっても自然と身につけていきます。

ところが、アスペルガー症候群の人は、社会常識や職場の上下関係などを理解できないことがあるため、本人に悪気はないのですが、わがまま、非常識、無神経な

どと思われてしまうことがあります。こういった社会性が著しく欠けている傾向があるのがアスペルガー症候群です。

具体的には次の特徴などが見られます。

- 友人ができにくい。
- 会話していても視線をあまり合わせない。
- 話しているときの身振り、手振りの表現が乏しい。
- 雰囲気や空気を読めず、場にそぐわない行動をする。
- 暗黙のルールがわからない。
- 人と協調した行動をとらない。
- マナーやルール、社会常識を身につけていない。
- 職場の上下関係、帰属意識が芽生えにくい。
- 自分が間違っていても謝らない。

アスペルガー症候群の人の他者とのかかわり方

アスペルガー症候群の人は、人と相互的に
かかわる能力や意欲が欠けており、社会的・感情的に
適切でない行動や言動をとることがあります。

パターン ① 積極奇異型

初対面でも馴れ馴れしく接したり、自分の関心事を一方的に延々と話し続けたりする。
自己中心的に見えがちな、いわゆる空気の読めない人。

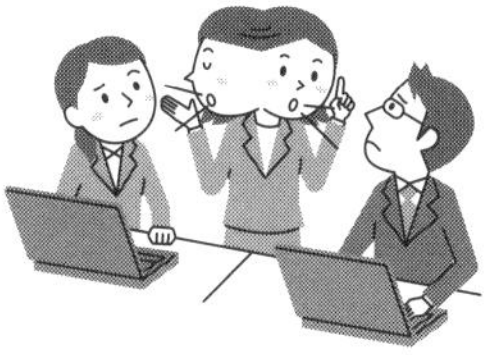

パターン ② 消極型（受動型）

人がかかわってくれば、応じることはあるが、自分から積極的に働きかけることはない。

子供の頃から従順で、自分の考えや気持ち表すのが苦手。

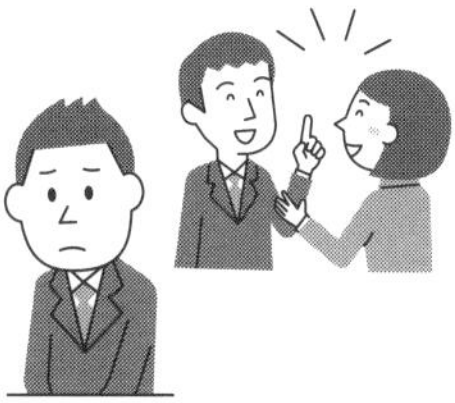

パターン ③ 孤立型

周囲に関心が薄く、人とかかわろうとしない。一人で何かをしたり、一人で過ごすことを好み、集団でも周囲に人がいないかのように振る舞う。

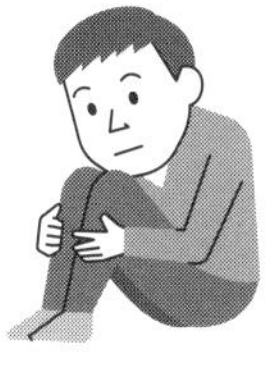

2 コミュニケーションの問題――言葉のキャッチボールができない

自閉症の子どもには言葉の遅れが見られますが、ほとんどのアスペルガー症候群の子どもは年齢に応じて話せるようになります。

しかし、言葉によるコミュニケーションが不得意な場合が多く、自分の言いたいことだけ一方的に話して、相手の話には興味や関心を持たないため、会話のキャッチボールが成り立ちません。

しかも、思ったことをそのまま口にするため、相手を不愉快にさせたり傷つけたりします。

具体的には次の特徴などが見られます。

●人の話を聞けない。
●思ったことをそのまま言う。
●相手に合わせて会話できない。
●相手の表情やしぐさなどから気持ちをくみ取れない。

- 会話が形式的で、同じ言葉の繰り返しや独特の言い回しをする。
- 難しい言葉づかいをすることがある。
- 話し方に抑揚がなく、会話の間が取れない。
- 話が回りくどく、細部にこだわる。
- 話があちこちに飛ぶ。
- 話を止めることができない。
- 社交辞令のニュアンス、言葉の裏の意味をくみ取れない。
- 冗談、比喩、皮肉が通じないことがある。
- 相手によって話し方や言葉づかいを変えることが苦手である。
- 人の言葉をすぐに信じてしまう。

アスペルガー症候群の人の独特な言語コミュニケーション

会話が形式的

相手によって話し方を変えることができず、目上の人に敬語を使わなかったり、親しい友達にも形式的な会話をすることがある。

難しい言葉、独特の言い回しをする

普段は使わないような難しい言葉や専門用語を使ったり、同じ言葉の繰り返しや独特の言い回しをする。

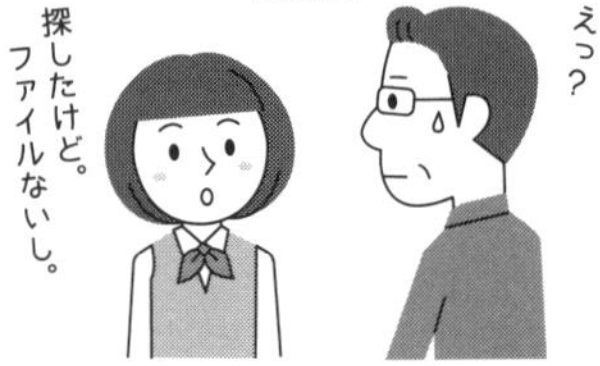
えっ？
探したけど。ファイルないし。

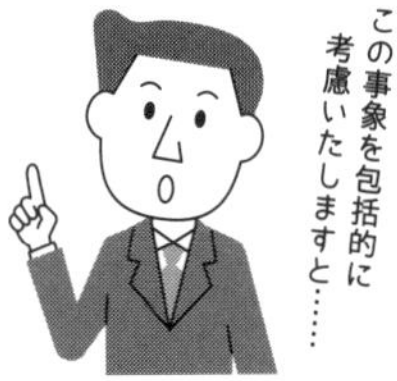
この事象を包括的に考慮いたしますと……

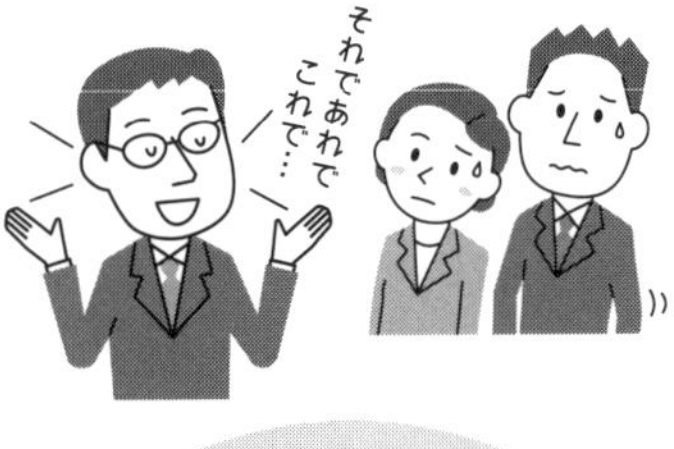
それであれでこれで…

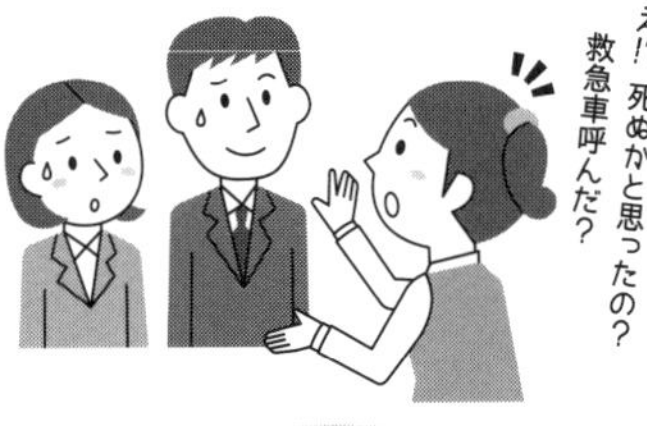
え!? 死ぬかと思ったの？
救急車呼んだ？

自分の言いたいことだけを話す

自分の関心のあることだけを一方的に話し続け、会話のキャッチボールにならない。思ったことをそのまま口にするため、しばしば相手を不愉快にさせる。

言葉を文字通りとらえる

たとえ話や社交辞令などのニュアンスをくみ取るのが苦手。「冗談やユーモアが通じない」と受け止められ、孤立することもある。

3 想像力の問題――特定のことに興味を示し執着する

アスペルガー症候群の人は、想像力の欠如のため、新しいことには強い不安や恐怖を感じる一方で、自分の興味のあることには強いこだわりと関心を持ち、極端にのめりこむ傾向があります。この「過集中」と「こだわり」はＡＤＨＤにも見られる傾向の一つですが、アスペルガー症候群の場合は、それが特に顕著です。

それらがプラスに出れば集中力につながりますが、マイナスに出ると、こだわりに自らが縛られ、応用や融通が利かなくなります。

具体的には次の特徴などが見られます。

- 興味や話題が限られ、その範囲が極端に狭い。
- 特定の習慣、手順、規則、規律に強くこだわる。
- 予定変更、変化、想定外のことを極端に嫌う。
- 思考パターンが頑固で、柔軟な発想に欠ける。
- 自分のやり方にこだわり、妥協しない。

4 感覚過敏・鈍感の問題
――五感の感覚いずれか、または重複して異常がある

聴覚、嗅覚、味覚、視覚、触覚などが異常に敏感だったり、鈍感だったりします。
また、気圧や温度の変化に過剰に反応する人もいます。
具体的には次の特徴などが見られます。

- 味覚、嗅覚が敏感なため、食物の好き嫌いが激しい。
- 人から触れられることや、衣服のタグなど触覚に異常に敏感である。
- 痛覚が鈍く、自傷行為を繰り返すことがある。
- 雑音が気になり、特定の音を極度に嫌ったり、逆に好んだりする。
- 花火の音や、運動会のピストルの音、周りの騒音など大きな音でパニック状態になる。
- 騒がしいところでハイテンションになったり、逆に不機嫌になる。
- 大声で話されるのが苦手である。

●自分の体が臭気を放っていても気付かない。
●暑さや寒さに敏感、または鈍感である。

5 協調運動の不得手——縄跳びが苦手だったり、靴紐をうまく結べない

体の各部を一つの運動にまとめる「協調運動」が苦手なため、スポーツや手先を使う作業などに苦労することが少なくありません。

このような不器用さは、協調運動の中枢である小脳から大脳の基底核の発育・発達に原因があると考えられています。

具体的には次の特徴などが見られます。

●縄跳びやキャッチボール、器械体操などが苦手である。
●箸やハサミを使うこと、折り紙、紐結びなどが苦手である。
●走ったり歩いたりするフォームが独特で、動きがぎこちない。
●文字を書いたりするのが苦手である。

知能検査や生育歴などをもとに診断する

問診に加えて用いられるのが「アスペルガー質問票」
診断名をくだすためのヒントになる。

アスペルガー質問票（自閉症スペクトラム指数）
①そうである　②どちらかといえばそうである　③どちらかといえばそうでない　④そうでない

		①	②	③	④
1	何かするときは、ひとりでするよりも他の人といっしょにするのが好きだ				
2	同じやり方を何度もくり返し用いる方が好きだ				
3	何かを想像するとき、映像（イメージ）を簡単に思い浮かべることができる				
4	他のことが全然気にならなくなる（目に入らなくなる）くらい、何かに没頭してしまうことがよくある				
5	他の人が気がつかないような小さな物音に気がつくときがある				
6	車のナンバーや時刻表の数字などの一連の数字や、特に意味の無い情報に注目する（こだわる）ことがよくある				
7	自分ではていねいに話したつもりでも、話し方が失礼だと周囲から言われることがよくある				
8	小説などの物語を読んでいるとき、登場人物がどのような人か（外見など）について簡単にイメージすることができる				
9	日付についてのこだわりがある				
10	パーティーや会合などで、いろいろな人の会話についていくことが簡単にできる				
11	自分がおかれている社会的状況（自分の立場）がすぐにわかる				
12	他の人は気がつかないような細かいことに、すぐ気づくことが多い				
13	パーティーなどよりも、図書館に行く方が好きだ				
14	作り話には、すぐに気がつく（すぐわかる）				
15	モノよりも人間の方に魅力を感じる				
16	それをすることができないとひどく混乱して（パニックになって）しまうほど、何かに強い興味をもつことがある				
17	他の人と雑談などのような社交的な会話を楽しむことができる				
18	自分が話しているときには、なかなか他の人に口をはさませない				
19	数字にこだわりがある				
20	小説などを読んだり、テレビでドラマを観ているとき、登場人物の意図をよく理解できないことがある				
21	小説のようなフィクションを読むのは、あまり好きではない				
22	新しい友人を作ることは、むずかしい				

		①	②	③	④
23	いつでも、ものごとの中に何らかのパターン（型や決まりなど）のようなものがあることに気づく				
24	博物館に行くよりも、劇場に行く方が好きだ				
25	自分の日課が妨害されても、混乱することはない				
26	会話をどのように進めたらいいのか、わからなくなってしまうことがよくある				
27	誰かと話しているときに、相手の話の"言外の意味"を理解するのは容易である				
28	細部よりも全体像に注意が向くことが多い				
29	電話番号を覚えるのが苦手だ				
30	状況（部屋の様子やものなど）や人間の外見（服装や髪型）などが、いつもと違っているくらいでは、すぐに気がつかないことが多い				
31	自分の話を聞いている相手が退屈しているときは、どのように話をすればいいかわかっている				
32	同時にふたつ以上のことをするのは、かんたんである				
33	電話で話をしているとき、自分が話をするタイミングがわからないことがある				
34	自分から進んで何かをすることは楽しい				
35	冗談がわからないことがよくある				
36	相手の顔を見れば、その人が考えていることや感じていることがわかる				
37	邪魔が入って何かを中断されても、すぐにそれまでやっていたことに戻ることができる				
38	人と雑談のような社交的な会話をすることが得意だ				
39	同じことを何度もくり返していると、周囲の人からよく言われる				
40	子どもの頃、友達といっしょに、"○○ごっこ"（ごっこ遊び）をして遊んだ				
41	特定の種類のものについての（車について、鳥について、植物についてのような）情報を集めることが好きだ				
42	あること（もの）を、他の人がどのように感じるかを想像するのは苦手だ				
43	自分がすることはどんなことでも慎重に計画するのが好きだ				
44	社交的な場面（機会）は楽しい				
45	他の人の考え（意図）を理解することは苦手だ				
46	新しい場面（状況）に不安を感じる				
47	初対面の人と会うことは楽しい				
48	社交的である				
49	人の誕生日を覚えるのは苦手だ				
50	子どもと"○○ごっこ"をして遊ぶのがとても得意だ				

（アスペルガー質問票（自閉症スペクトラム指数AQ）バロン・コーエン　若林明雄、東條吉邦ら訳）

診断方法　[網掛け] ①か②に○→1点　③か④に○→0点　[白] ①か②に○→0点　③か④に○→1点

合計得点が33点以上の場合、アスペルガー症候群の可能性がある

ＡＤＨＤとアスペルガー症候群の違い

ＡＤＨＤとアスペルガー症候群は、よく似ている症状もあり併存することもあるため、見分けることは難しいとされていますが、中核となる症状が異なります。

それぞれ三つの大きな特徴として、ＡＤＨＤは、「多動性」「不注意」「衝動性」、アスペルガー症候群は「コミュニケーションの問題」「対人関係の問題」「限定的な物事や興味へのこだわり」が挙げられます。

1 対人関係

ＡＤＨＤ　度重なる遅刻やケアレスミス、忘れっぽいことなどから、人を怒らせてしまうことがありますが、アスペルガー症候群の人と違い、他者の気持ちをくみ取ることはできます。しかし、その特徴の一つである衝動性のために、相手の話を遮って話したり、すぐにキレて怒り出したりなど適切なコミュニケーションが取れません。

アスペルガー症候群　他者の気持ちを想像してくみ取ることが困難なため、失礼な態度や発言をしてしまうことがあります。会話のニュアンスを読み取ることができず、会話のキャッチボールができません。

2　集中力

ADHD　興味のあることに対しては集中できますが、不注意の症状がある場合には、落ち着きがなく集中力を持続することが苦手です。

アスペルガー症候群　興味があること、好きなことに対してはこだわりが強いため、時間を忘れるほど高い集中力を見せることがあります。同じ行動を繰り返すことが安心感をもたらす場合があるため、規則性の高いものに集中することもあります。

3　仕事

ＡＤＨＤ　不注意、衝動性の症状のためにケアレスミスが多く、何度注意されてもなおすことが困難な場合があります。さらに計画的に管理したり、同じ作業を長時間続けることが苦手です。計画性がなく場当たり的な衝動性で行動を起こしてしまい、仕事を先送りにして納期に間に合わない例もしばしば見られます。

アスペルガー症候群　作業の一部分にこだわりを見せ、集中、熱中しすぎてしまいほかのことに手をつけられなかったり、物事の優先順位をつけることが苦手なため、一度に複数のタスクをこなすことができません。ただ、規則性を好む傾向があり、計画的に行動することは得意な場合がありますが、ハプニングや突然のスケジュール変更に対応することは苦手です。

4　整理整頓

ＡＤＨＤ　注意力散漫により、忘れ物、失くし物が多く、整理整頓は苦手です。計画を立てることも苦手で優先順位をつけられず、やりっぱなしやほったらかしにしてしまうため、片付けられない例が多く見られます。自宅の室内や、職場のデスクまわりも乱雑な場合が多いです。

アスペルガー症候群　そのこだわりから、モノを捨てることを極度に嫌がることがあります。一見、散らかっているように見える部屋も、本人にとっては規則性があり、どこに何があるかを把握している場合も多いです。

5　運動

ＡＤＨＤ　特に苦手ということはありません。ただ注意力散漫から、信号を見落としてしまったりなどで事故に遭う確率が高いこともあります。

アスペルガー症候群　手先を使う細かい動きが苦手で不器用な場合が多いです。文字をきれいに書けないこともあります。協調運動が苦手なので、走ることが遅かったり、縄跳びなどがうまくできない場合も多く見られます。さらに、他者とのコミュニケーションに困難を感じることが多いため、チームプレーも苦手なことがあります。

6　感覚異常

ＡＤＨＤ　感覚に対するこだわりはアスペルガー症候群の人に比べて少ないです。

アスペルガー症候群　五感のいずれかが非常に敏感である「感覚過敏」と「鈍感」が見られます。過敏の場合は、洋服のタグ、肌触り、においなどが気になり着ることができないことなどがあります。鈍感な場合は、痛がるような怪我に無反応だったり、話しかけられたことに気づけなかったりします。

アスペルガー症候群がADHDその他と比べて目立つ症状

1. 新しい環境、状況、場面、クラスへの強い不安・恐怖、パニック反応と、日課、スケジュールへのこだわり

2. 感覚過敏（特に聴覚）
騒々しい場面への不安・恐怖、パニック反応

3. 過去のトラウマ（心的外傷）体験の頻回なフラッシュバック——嫌な思い出が脳にこびりつき、PTSDを合併しやすい

4. 睡眠障害、睡眠相後退症候群（昼夜逆転）など、睡眠が乱れやすい

5. ゲーム、ネット、スマホ、タブレットなどにはまりやすく、「依存症」を合併しやすい

6. 「ひきこもり」や「準ひきこもり」になりやすい

7. 特定のことにはまって、マニア、オタクになりやすい。一部に優れた視空間認知能力

8. 自分を客観的に見ること（自己認知）や将来の自分を想像して目標を立てること（自己同一性）や自己管理することが苦手

9. すべて「完璧主義」（全か無か、0か100か）であり、「一番病」になりやすい

10. 自己愛的に現実不可能な夢（空想）を抱く。いわゆる「根拠のない自信」を持つ

11. 現実検討力が乏しく、頭の中はファンタジー（空想）に支配されやすい

12. 人への共感性（感情移入）や思いやりに欠け、相手の立場になって考えることができない

第3章

職場で見られる発達障害

本章では、発達障害が疑われる人たちの職場での振る舞いや仕事ぶりなどの具体例を挙げて、周囲がどのように対応すればよいか提案します。

アスペルガー症候群を含むＡＳＤとＡＤＨＤの複合型であったり、その複合の度合いが異なったり、さらに二次障害を抱えるなど、個々にさまざまな病態が見られるため、事例が似ているからといって、診断や対応案がすべて当てはまるわけではありません。

また、診察では、家族歴・発達歴・現病歴を詳しく聞き取るので、外から見た印象のみでの正確な診断は難しいことを付け加えておきます。

なお、大前提として、これらに似た様子の人を発達障害と決めつけることは、最も回避するべきことです。

※各症例は個人が特定できないよう人名はすべて仮名で、設定などを部分的に変えてあります。

事例1　優先順位がわからない　不測の出来事、変化に対応できない

岡本悠子さん（仮名）は二十七歳の女性。短大を卒業後、不動産会社に就職し、一般事務を担当。学生時代から「ふたり以上の人と話すと会話の内容がわからなくなる」「先生の話を聞きながらメモするなど、**同時にふたつのことができない**」と感じることが多く、就職してからは仕事がうまくいかないことを悩んでいました。

書類の作成中にコピーを頼まれたり、「伝票の確認なんだけど、今いい？」などと声をかけられると、**何を優先してよいのか判断がつかず、ひどく混乱してしまいます。その様子は呼吸が荒くなったり、小さな悲鳴をあげたり、急に立ち上がったり、貧乏ゆすりを始めたり**……と、周囲の人が奇異に感じるほどです。

「作業中にかかってきた電話を受けると、自分が今何をやっているのかわからなくなってパニックになってしまう」ため、電話にも出られません。必然的にミスも多

くなり、仕事のパフォーマンスは低下するばかりです。

また岡本さんは、**「ここにあるはずのものがなかったり、ないはずのものがあったりすると不安になる」傾向があり、会社でも自分のマグカップが棚のいつもと違う場所にあるだけで、焦ってお茶がいれられなくなったり、デスクの上に置いた本やＰＣのマウスの位置が所定の場所から少しでもズレていると気分が悪くなり、不機嫌な態度を示すなど、動揺が隠せません。**

そんな岡本さんの様子は、職場の人たちの目に「些細なことでいちいちパニックを起こす変な人、ちょっと危ない人、普通じゃない人」に映るためか、徐々に距離を置かれ、ひとりでいることが多くなりました。

岡本さんは三度目の転職を考えているところです。

〈疑われる症状〉

複数の作業を同時に並行して進めることや物事に優先順位をつけることが苦手なのは、ＡＤＨＤの人によく見られ、実行機能の障害と言われます。ワーキングメモリが少ないため、複数の指示を出されたことで混乱し感情が乱れ、悲鳴をあげるなど落ち着きがなくなるのです。

変化に敏感で細かいところにこだわりがあり、自分なりのルールを決めているという点は、アスペルガー症候群に見られる特徴です。

〈周囲の対応案〉

一目見て、今何をすればよいかわかるような作業進行表を作成し、工程が済むごとにチェックさせるようにします。複数の作業を同時進行すると混乱しがちなことに配慮し、一つの仕事が終わった時点で次の仕事を依頼するようにしましょう。やるべきことを付箋に記し、終了したら外していくというのも、簡単ですぐにできる方法です。

また、デスク上のモノの位置などについては、本人のこだわりを乱さないよう、勝手に移動したりすることなどは控えたいものです。

事例2　集中力が続かない
仕事中の居眠りが多い

三十歳の石川智弘さん（仮名）は、子どもの頃から成績は良く、都内の有名私立大学を卒業後、大手の玩具メーカーに入社。おっとりとした振る舞いの一見好青年です。

商品開発部を経た後、一年前に営業管理へ異動となりました。

石川さんは、**興味のない話を聞かされたり、苦手な書類を目の前にするととたんに睡魔に襲われ、場もわきまえず眠りこんでしまいます。**デスクで作業をしているまっ最中であろうと、少人数での打ち合わせ中であろうと、ときには電話の最中でも居眠りをしてしまいます。こればかりは上司に何度注意を受けてもどうにも直りません。

先日も、デスクでうつらうつらしていると目の前の電話が鳴り、「石川、電話を取れ！」という同僚の声に促され、あわてて受話器を取ったところ「もしもし。あれ？……ちょっと声が遠いのですが……」と大慌て。なんと彼が手に取っていたのは受話器ではなくマグカップでした。

また石川さんは**居酒屋などの帰りに、他人の靴をはいたり似たようなコートを着て帰ってしまったり、寿司屋のカウンターで隣の人の寿司を食べてしまい怒られることも、しばしばあるそうです。**

その程度のうっかりなら「笑い話」や「ご愛嬌」で済みますが、商品開発部にいた頃は、**重要なコンペの最中に、大きないびきをかいて眠ってしまい、**クライアントの逆鱗に触れ、取引をふいにしています。

営業管理に異動後も、資料など短い簡潔なものなら処理できるのですが、**長文になると読み込むことができず、適当に読み流すため、致命的なミスを連発。**

居眠りもますますひどくなる中、「大事な仕事は任せられない」と、単純な事務作業しか回ってこなくなりました。

石川さんは「自分がだらしないせいだから仕方ないです。きっとまた近々、異動だと思います……」と、ひどく落ち込んでいます。

〈疑われる症状〉

ＡＤＨＤの人は、自分にとって関心のない話題や退屈な場面では集中力が極度に落ちます。長時間、相手の言うことをじっと聞いていることが苦手なため、会議や打ち合わせ中であっても、居眠りをしてしまうこともあります。

また、発達障害を抱える人は、寝つき・寝起きや寝相の悪さ、いびき、歯ぎしり、寝言などが見られ、睡眠効率が低い場合があるため、日中に眠気を感じるのです。

さらに、注意集中が長く続かず、うっかりミスなどが多く、周囲をギョッとさせることがしばしばあります。仕事以外でも、忘れ物をしたり、物を取り違えたりなどもよく見られます。

母国語の長文が読み込めないところから、全般的な知的発達に遅れのない学習障害の可能性もあります。

〈周囲の対応案〉

会議や打ち合わせは要点を絞り、長時間をかけないようにすることです（これは、発達障害を抱えていない場合でも、時間を有効に使うため必要なことですが）。また は、長時間にわたるなら休憩時間を挟むなどは会議の雰囲気が停滞しないためにも有効なことではないでしょうか。集中力が長時間続かなくても、着想力があるなど得意分野を上司が見出し、そちらで力を発揮できるように方向づけていくというのが理想です。

会議や打ち合わせの見直しなどは社内で調整できたとしても、取引先を前に居眠りされて、会社そのものに不信感を持たれてはいけません。その場合は、表に出ない仕事で活躍できる場を探していきましょう。

事例3　忘れやすい 忘れ物が多い

二十代後半の加納裕美さん（仮名）は、ＯＡ機器販売会社で経理事務の仕事を任されていました。

小学生のころから「落ち着きがない」「忘れっぽい」「何度失敗しても懲りない」と親や教師たちによく注意を受けており、「頭の中でいろんなことが次から次に浮かび、ひとりでよく空想していた」というお子さんだったそうです。

経理事務はスピードと正確性が求められる仕事です。しかし加納さんは**「数字のケタを間違える」「記入先が一段ずつずれている」などのケアレスミスがとても多く、手書きの伝票になると枠から大きくはみだして書いてしまうなど、枠内に字をきちんと収めることができません。**

「忘れっぽさ」は尋常ではなく、**不在の同僚や上司宛の電話を受けると、相手先の名前や伝言内容、ときには電話がかかってきたことすら忘れてしまうこともあるそうです。**伝言メモを取るようにしていても、そのメモ帳をどこにしまったのか忘れてしまうのです（プライベートでも、スーパーに自転車で行くと、駐輪場のどこに自転車をとめたのかわからなくなり、四～五分はウロウロと探しまわる）。

やがて同僚や先輩たちからの「仕事ができない」「だらしない」「頭が悪い」「給料ドロボー」などという陰口を耳にした加納さんは、大変なショックを受け、**会社へ行こうとすると過呼吸を起こすようになってしまいました。**遅刻や無断欠勤も多くなり、解雇に近い形で退社。**心療内科では「パニック症候群」と診断されて処方されましたが、**改善の兆しは見られません。

〈疑われる症状〉

日常の業務や単純作業がうまくこなせないことが、ＡＤＨＤを抱えている人にはよく見られます。

集中力が長続きせず、単純作業や繰り返し作業に飽きやすく、ワーキングメモリが少ないため、注意すべき複数のことを頭にとどめながら作業をするのが苦手なのです。

書類の記入漏れ、印鑑の押し忘れ、印鑑をきちんと押すことにさえ気が回らない場合もあります。

ケアレスミスは、時に致命的なミスにつながることもあるため、周囲は叱責したりするのですが、ＡＤＨＤ特有の不注意からくるものであって何度注意しても繰り返してしまいます。

そんな日常生活の困難さからパニック症候群を併発したのでしょう。

〈周囲の対応案〉

単純作業に飽きないよう、作業を小分けにして目標を決めながら完了に向かわせましょう。通常よりも目標値を下げて、そのハードルを越えるたびの達成感を実感させるようにするとさらによいでしょう。注意するばかりにせず、仕事が完了したら褒めることも大切です。

また、ケアレスミス予防のために、メモを取り、こまめにそのメモを見返すこと、作業の節目節目で常に見直しを怠らないよう促すことも必要です。

事例4 周囲の状況（空気）が読めない 思い立つとすぐ行動せずにはいられない

四十歳の内田俊さん（仮名）は有名国立大学の法学部を卒業後、大手証券会社に入社し、現在は投資銀行の若き役員です。

内田さんは毎朝（深夜？）三時に起床、アメリカ市場のチェックから一日が始まります。**そのときに何か思いつくと、四時だろうと五時だろうと部下や関係者へ電話で指示をとばします。たたき起こされた部下が電話口で眠そうに迷惑そうにしていても、「早い時間に悪いな」の一言もなく、熱く一方的にまくしたてる、よく言えば熱血漢、有り体に言えば非常識な猛烈ビジネスマンです。**

ただ、意地の悪さや他の人の足をひっぱるなどの陰険なところはまったくなく、天真爛漫なまでに純粋な情熱で働き続けるため、上司からは可愛がられ異例の出世をとげました。

しかし、内田さんほどの体力や能力のない部下にとっては、大変やっかいな上司です。

「資料を作ってくれ、二時の会議に間に合えばいいから」と部下に書類の作成を依頼したのは会議の三十分前。

長時間の会議が何本も続き、さすがに疲労した部下が「ちょっと休憩させてほしい」と頼むと、「ちょっとって何分だ？　俺の中では一分だけど」と、時計を見ながら一分後には会議を再開。そんな熱血ぶりをパワハラだと感じる部下もいます。

また他人のパソコンや携帯を断りもなく使用し、デスクの引き出しをあけ、資料や文具等を勝手に使うなど、傍若無人な態度も見られ、悪気はないとはいえ、振り回される部下たちは、青息吐息で疲弊しています。

〈疑われる症状〉

思いついたらすぐに行動するというのは、衝動性、多動傾向のあるADHDの人に見られる傾向です。時にその行動力が職場において効果をもたらすこともありますが、本人だけがハイテンションで、相手の状況を配慮せず一方的にまくしたてたり、自分中心になってしまいがちのため、周囲の人を疲弊させます。

他人の物を勝手に使用したりするのは、社会常識がなかなか身につかず、決まり事を理解するのが苦手なASDの人に見られます。

〈周囲の対応案〉

こういったタイプの人が上司の場合、部下から注意はしにくいものです。電話の時間に配慮してほしい、上司といえど部下の引き出しを勝手に開けるなどはやめるようになど、さらにその上の立場の人間から注意してもらうか、ひとりではなく部下複数名で相談するという形で本人に申し出てみてはいかがでしょうか。

事例5　人が傷つくことを平然と悪気なく口にする

大町弘毅さん（仮名）は神奈川県出身の二十六歳の男性。地元の進学校を経て、国立大学の工学部を卒業後、大手衣料品メーカーに入社しました。

ふだんは寡黙で、仕事熱心。成績も優秀なのですが、ときおり**強い口調で突拍子もないことを言い、周囲を驚かせることがありました。**

まだ四十代という上司の奥様が不慮の事故で亡くなったときのことです。忌引あけ、沈痛な面持ちで出社した上司に向かって、**「奥さん、なんで死んだんですか？ガンですか？　事故ですか？　自殺ですか？」と言い放ち、部内が凍りつきました。**

創立記念日のパーティーでは、着飾った女性上司に「キャバクラ嬢みたいな衣装

ですね。似合いませんね」と、笑顔もなくばっさり。

また、あるとき会議の席で、Ａさんの発言が終わるやいなや**「みんな、あなたを嫌っている。あなたは能力も人格も低いのでここにいるべきではない」と、藪から棒に発言。「みんなって誰ですか?」と、キレ気味のAさんに「○○さんも、△さんも、□さんも××さんも、あなたを嫌いだと言っていました」と、陰でAさんの悪口を言っていた人たちの名前をあげてしまったのです。**

上司や同僚が「言わなくていいことをいちいち言うな」「無礼にもほどがある」「場をわきまえなさい」と大町さんに意見すると、彼は仏頂面でこう答えました。「わかりました。僕がしゃべるとなぜか怒られるので、以後は社内メールでご連絡いたします。用のある方はメールでお願いします」

その日以降、業務連絡はもちろん、ちょっとした会話もすべて社内メールですませるようになりました。

大町さんは「なぜか怒られる」と、自身でも言ったように、**なぜ自分が怒られるのかわからないのです。**コミュニケーションを自ら閉ざしてしまった今、ますます孤立を深めています。

〈疑われる症状〉

ＡＳＤの場合、共感能力が低いため、他人の状況や気持ちを察することができず思ったことをそのまま一方的に話す傾向があります。本人に自覚がないので、いつの間にか周囲から浮き距離を置かれる、または嫌われてしまうことが理解できません。

また、相手の表情や身振りから心情を慮《おもんぱか》ることができないため、怒っていたり不快に思っていることが伝わりません。

〈周囲の対応案〉

上司が根気強く丁寧にものの言い方を伝えていく必要があります。その時に強く叱責したり、あいまいな表現「きちんと〜」「ちゃんと〜」などと言うのではなく、具体的な指示を出しましょう。例えば「さっきのあの場合は、〜という言い方にした方が相手に伝わりやすい」などです。

しかし、アスペルガー症候群の人は教えてもらったことを応用することが難しく、失言を繰り返してしまいがちです。「沈黙は金」を意識に留めさせ、意見を求められた時以外は話さないように指示するのもトラブル回避のコツと言えるでしょう。

事例6　騒々しい場所が苦手で、気が散りやすく飽きっぽい

オフィスデザイン会社に勤務する金沢隆さん（仮名）は二十八歳の男性です。会議に必要な資料を作成中の金沢さんの隣席の上司が、スタッフ相手に軽く打ち合わせを始めました。

「コンペの色見本用に○○さんの著書の装丁をカラーコピーして添付しよう」金沢さんにはまったく関係のない話ですが、興味はあっという間に「○○さんの著書」へ。**資料の作成を放り出して、夢中でリサーチを開始します。**

すぐに自分の業務に戻ればよいのですが、**ひとたび興味が移ると、しばらくはネットサーフィンから帰ってこられません。**「この本って映画化されてるんだ」と映画のウェブサイトへ。「ぜんぜんヒットしなかったんじゃん。誰だよ監督は！

責任とれっていうの！」と、舌打ち込みのひとりごとが延々と続きます。当然、資料作成は進まず、会議には間に合いません。

会議中や打ち合わせ中でも、**外からにぎやかな音が聞こえてくると、金沢さんは席を立って見に行ってしまいます。外を通るデモやパレードの音に思わず反応してしまうのです。またＢＧＭや各種機器のデジタル音、ドアの開閉する音などの生活音ですら気になって仕方がありません。**たとえ着席していても耳は音源に向いていますし、気になりだすと落ち着かず、人の話もまったく聞けないのです。

「仕事に集中しろ！」と、**上司に注意されると、デスクを叩いたり、ゴミ箱を蹴るなどの逆ギレを起こすため、**評価も低くすっかり周囲から浮いてしまっています。

〈疑われる症状〉

仕事中にいろいろなことが気になりだして、興味、関心の対象があちこちに移りやすいのはＡＤＨＤに見られる症状です。集中力が持続しにくく飽きやすいためです。また、五感が過敏なのはＡＳＤによく見られます。すぐにカッとしたりキレるのが度を越しているのは、ＡＤＨＤの症状の一つである衝動性によるものです。

〈周囲の対応案〉

デスクには仕事に関係ないものは置かないなど指導して、仕事から意識がそれないようにさせましょう。人の出入りが多いドアのそばなどではなく、落ち着いた空間に仕事スペースが得られるとよいかもしれません。

感覚過敏の症状がある場合、大声が苦手なため、注意する時には、否定的、押さえつけるように言うのではなく、「〜というふうにしてみたら」などと落ち着いたトーンで伝えるのがよいでしょう。

事例7 社会的なマナー、礼儀作法、躾が身に付いていない

渡辺さちさん（仮名）は人材派遣会社勤務の三十代後半のベテランマネージャーです。

有名女子大を卒業後、得意の英語を活かすべく外資系の企業に入社。順当にキャリアを重ねてきました。

しかし、渡辺さんは「常識がない。自分勝手すぎる。人を見下している」と、職場での人望があまりありません。

同僚の結婚式の二次会に呼ばれた渡辺さんは、**お祝いのスピーチの最中であるにもかかわらず、ひとり席を立ち、バイキング形式の料理を前にウロウロ。寿司の好きなネタだけをはがして食べるなど、その無礼な振る舞いに周囲は唖然としたそうです。**

また出張先のホテルでは、同室の人がいるとわかっていながら、**用意されたバスタオルやアメニティーをすべてひとりで使い、しきりのカーテンもひかないで入浴したため、浴室はトイレットペーパーまでびしょ濡れ。あきれた同僚が「これはマナー違反でしょ！」と怒ると「なんでそんなことぐらいで怒るの？」と、まったく意に介しません。**

職場では、スタッフが苦労して収集分析した重要なデータを渡辺さんのミスで消失させてしまったことがありました。しかし渡辺さんは**「うっかりポイしちゃっ**

た」と、あっけらかんと事実を認めただけで、スタッフに謝罪の言葉は一切なく、おおいに顰蹙《ひんしゅく》をかいました。「せめて一言謝まるべきでは」と進言した同僚に、「ミスはだれにでもあること。私は人がミスしても責めない」と、ぴしゃり。

そんな態度に「不遜」「マナー違反」と周囲は呆れ、軋轢は深まり、渡辺さんは「なぜ私には仲間ができないのか。誰もついてきてくれないので、企画はたくさんあるのに、なかなか実現できない」と、悩んでいます。

〈疑われる症状〉

社会常識、暗黙のルールを守らず、人の気持ちを察することができないことから、ＡＳＤと見られます。悪気はないので反省もなく、周囲には自分勝手、非常識、デリカシーがないとうつり、浮いてしまうため、友人関係も結びにくいのですが、本人にはその理由がわかりません。

〈周囲の対応案〉

プライベートの領域では、家族がひとつひとつ教えていくしかありません。

ＡＳＤの人は目に見えないものを想像するのが苦手なため、会社などの仕事場では、本人が比較的信頼している上司や同僚が、本人を傷つけないように配慮しつつ、話して聞かせる聴覚的な伝達ではなく、なぜいけないのかを図式化するなど目に見える形で説明する必要があるでしょう。

事例8　本音と建前が理解できず、冗談が通じない言葉を字義通り受け止める

川崎誠さん（仮名）は三十五歳の男性。技術系の専門学校を卒業後、仕事をたびたび替え、現在は自動車メーカーの技術職として工場に勤務しています。

川崎さんはいわゆる「本音と建前」の違いがよくわかりません。たびたび遅刻を繰り返すため、上司から「連日重役出社とは、キミは大物だね」とイヤミを言われますが「そうですか！　ありがとうございます！」と、**言葉通り受け取ってしまい、「反省していない」と、さらに印象を悪くしてしまいます。**

あるときは、上司から「倉庫に行くなら、ついでに〇〇があったら持ってきてくれ」と言われた川崎さんは、終業時間になっても工場に帰ってこなかったそうです。上司から「いつまで探してるんだ！」と呆れたように叱責を受けたのですが、戻る時間を指示されたわけでもなく、〇〇を探し続け**言われた通りやっているのになぜ怒られるのかわかりません。**

本社から届いた差し入れの菓子を受け取った川崎さんは**「その辺に置いておいて」と言われ、ほんとうにその辺の床（足元）に置いて、「冗談でやっているんだろ？」と笑われたこともありました。**

またあるときはいきなり同僚の家を訪ね、「突然、どうした？」と怪訝《けげん》な顔をされてしまいます。川崎さんは**「君から来た転居ハガキに〝お近くにお越しの際はぜひお立ち寄りください〟と書いてあったから」と、言葉通り、近くにきたので訪ねたのです。**

周囲はそんな川崎さんを「社交辞令もわからない」「話がかみ合わない」「なんでも本気にされるから怖い」と、揶揄《やゆ》したり敬遠したりしているとのこと。

川崎さん本人も「いつも最初はいいんですが、時間がたつと人から嫌われてしまうんです」と、自信をなくしている。

〈疑われる症状〉

言外の意味をくみ取ったり、ニュアンス、比喩などが理解できないのはＡＳＤに見られる症状です。周囲が笑う冗談や、皮肉の意味も受け止められないことが多々あります。

〈周囲の対応案〉

「あれ」「これ」「その」などの指示代名詞、「今度」「早め」「なるべく」など状況に応じて本人に判断が委ねられる指示は混乱させることがあるため、具体的な指示を出すようにしましょう。

事例9　あいまいな言い回しが理解できない自分の思い込みに固執する

旅行代理店勤務の駒田剛さん（仮名）は二十代前半の男性。

残業が続いたある日の夜、駒田さんは上司から「これでなんか飲み物でも買って、みんなに差し入れてくれ」とお金を渡されました。しかし、「なんか飲み物……」にひどく困惑してしまいます。**「なんかってなんですか？」と聞いても「適当になんでもいいから」と言われ、ますます混乱。何を買えばいいのか、何本買えばいいのかわからず、結局何も買えませんでした。**

翌日、上司に預かったお金を返すと、「使いっぱしりがイヤだったのか？　これも仕事の一つだぞ」と、説教されたので、理由を説明しようと思うもののうまくできません。仏頂面で黙り込んでいたため、上司からは「生意気なやつ」だと思われてしまいました。

駒田さんは、あいまいな言葉がわからない一方で、**言葉を都合よく拡大解釈してしまう一面があります。**世間話をする中、後輩の女性社員から「先輩、登山が趣味なんですか。好きなタイプかも」と言われた駒田さんは告白されたと思い込み、その日からメールを頻繁に送り始め、何度も食事に誘い、一緒に帰ろうと彼女の帰宅時間に合わせて会社近くで待ち伏せをするなどの行為を繰り返します。しかし彼女から「ぜんぜん好きじゃない」「ちょっとしたストーカーです。これ以上続けるなら人事に相談します」と、手厳しく言われてしまいました。

「学生時代から、社交辞令もわからないし、言語化されていない雰囲気や感じや空気を察することができなかった。人の話や本の内容を途中で、すぐにわかったと早合点してしまう。物事がはっきりしていないと、いろいろと考えて不安になってくるんです」。しかし駒田さんはその後も同じような行為を繰り返し、他の女性社員にセクハラで訴えられています。

〈疑われる症状〉

事例8と同様、言葉を字義通りに受け止め、社交辞令などが理解できないため、だまされたり詐欺にあいやすいという面があるのがＡＳＤです。

〈周囲の対応案〉

この場合も、相手の特徴を踏まえて誤解されるような言葉、あいまいな言葉を放たないようにします。本人に決して悪気はないことを念頭に置いて、当人に対する具体的な指示の出し方を職場でかかわる人たちで決めて接していきましょう。

事例10　自分の仕事以外のことに関われない　指示されたこと以外できない

桜井尚文さん（仮名）は三十四歳の経理職の男性です。大学卒業後、金融関係の会社に勤務。**与えられた仕事を真面目に黙々とこなし、毎日きっちり九時に出社し五時半には帰るという規則正しい生活を送っています。**

繁忙期や決算期には残業になることもたびたびあり、部内総出で対応しますが、桜井さんだけは**五時半になると、ぴたりと仕事をやめて帰ってしまいます。**

チームで作業するときも、桜井さんは自分の分が済むと、どれだけ未整理の伝票が残っていようと、**一切手伝おうとしません。他の人がどんなに忙しそうにしていても関心がないのです。**「他の者が困っているときは手の空いている人間が手伝うのはあたりまえのことだろう。暗黙の了解というものだろう」と、上司に言われ、「はぁ……そういうものですか」と、暗黙の了解の意味がいまひとつわからなかったといいます。

もちろん年末の大掃除などは、**ものの見事に自分の机だけしかやりません。**

取引先の接待でカラオケに行ったときも、注文もとらずただボーッとしているだけです。

そんな彼の行動は「気がきかない」「思いやりがない」「協調性がない」と、周囲との関係性を悪化させる原因になっています。

〈疑われる症状〉

ＡＳＤの特性として「強いこだわり」が挙げられます。いったん決めた自分のルールやパターン、習慣、手順などにこだわり、変更を嫌がり融通がききません。本人はしっかり規則やルールを守っていると思っているため、なぜ注意されるのかわかりません。

人の気持ちを想像することが苦手なため、「気を遣う」ことに思い至らない場合も多く見られます。

〈周囲の対応案〉

「普通は～はず」「常識では～はず」などと伝えるのではなく、あらかじめ「来週は決算期に入るから、残業は＊時までやってほしい」など具体的に伝えましょう。

また突然の変更は、こちらが思う以上に不意打ちに感じて、対応できずパニックを起こすこともあるため、「事前に」伝えるのがコツです。

事例11　文章を書くことが苦手 興味の偏りが激しい スケジュール管理ができない

大友歩さん（仮名）は私立大学を卒業後、健康医療機器販売の会社に入社した三十四歳の男性です。明るい性格で社交性もあり、友人も少なくありません。

大友さんは、**アイデアが豊富で、企画会議ともなればオリジナリティのある企画を次々に提案します。その企画力は上司や同僚にも一目置かれているのですが、企画書として文書にまとめるように指示されると、とたんに仕事が進まなくなってしまいます。**

「なにをどう書いたらいいのかわからないし、考えが文章にまとまらない」のです。

自分の頭の中では、伝えたいことの起承転結が構成されているのですが、**文章にしようとするとそのとおりに書けません。気力が途切れた大友さんは、別のことに興味が移ってしまい、インターネットでゲームなどを始めてしまいます。**

そんな態度は周囲からは急にやる気をなくしたように見え、「責任感も忍耐力もない」と、ひんぱんに厳しい注意を受けるようになりました。

大友さんは学生時代から**板書ができず、いまだに会議でもノートがとれず、電話の伝言などのささいなメモも苦手。**しかし、仕事好きでやる気は人一倍あるので、新しい企画やプロジェクトが立ち上がると、「できます、やります」と**率先して手をあげるものの、計画も立てずにアイデアを実行に移そうとするため、他の人と足並みをそろえて仕事に取り組むことができません。**結局多くのタスクをひとりで抱えることになり、睡眠不足で遅刻が増え、約束の時間に来られないことが続いています。

締め切りの納期が守れない。

ダブルブッキングが多い。

やりかけの仕事があってもすぐに他に気をとられるので、どれも完成まで至らない……。

と、業務は破綻。

彼の尻拭いをさせられる同僚たちから「彼とは組みたくない。関わりたくない」

という不満の声があがり、大友さんは職場の友人の数も減ってきてしまったと嘆いています。

〈疑われる症状〉

ＡＤＨＤの人にはアイデアが豊富でフットワークもよいのに、最後までやり遂げられないという場合があります。上司や同僚に相談せずよく検討もせずに先走り、根気が必要とされる準備や交渉、細かい実務が苦手で途中で仕事を放り出してしまうのです。そのため、ほかの人が後始末をさせられることも多く、評価が上がることはありません。

企画書作成以前に、板書やメモを取ることも困難なことから、聴覚認知に困難を抱える学習障害を合併していると思われます。

〈周囲の対応案〉

アイデア豊富という長所をかって、起案後は期限を細かく切り、計画、進行や検討に上司が介入していくようにしましょう。フォローにばかり回る周囲の同僚やさらにその部下に負担がかかり疲弊しないよう、気配りをすることも重要で、チームワークがあってこそのプロジェクトであることをＡＤＨＤの人自身にも伝え続けるようにしましょう。

事例12　仕事が遅く納期に間に合わせられない忘れっぽい

千葉県出身の木村明さん（仮名）は四十代の公務員。地元の大学を卒業後、公共施設の事務職員になりました。業務内容は経理関係です。

幼少のころより、約束を守ることが苦手でした。それも能力的な問題ではなく、**日常のなんでもないことが守れないのです。毎日のルーティンであるはずのタイムカードの押し忘れに始まり、会議の遅刻も常習犯。初めての場所へ行くときは必ずと言っていいほど遅れてしまいます。**

昔から時間の逆算が苦手で、**合理的な移動ができなかったといいます**（現在は電車乗り換えアプリなどを活用し、改善しつつある）。

今、木村さんの一番の問題は**納期がせまっているのに先延ばしにし、締め切りを守れないことです。**「失敗が怖くて決断ができなくなり、自分のところで作業がストップしてしまう」。

そのため納期が近づいても遅々として進まず、残業後も自宅へ持ち帰って作業するようになり、十時を過ぎる残業も週に三日以上になったとのこと。このころから、**上司の言うことや今聞いた頼まれごとなどが、すっぽりと頭から抜けてしまうことが起こるようになりました。財布や携帯などをどこに置いたかわからなくなり、日に何度も捜すはめに。一度目を通した書類なのに「まだ見ていない」「領収書に見覚えがない」「時計を読み間違える」**など、「もしかしたら認知症なのかもしれないと思い、病院に行きましたが特に問題はありませんでした」。

しかし職場では部下からは「仕事ができない無能な上司」という烙印を押され、あからさまに無視され始め、上司からは「だらしない、信用できない」と、厳しく評価され、瑣末な仕事しか回してもらえなくなりました。木村さんは「もうこれ以上、職場に迷惑をかけられない」と、転職を考えています。

〈疑われる症状〉

仕事は複数の業務が並行して進行するものですが、ＡＤＨＤの人は優先順位がつけられず、計画を見通すことが苦手なため段取りがうまくできません。興味のあることをやりたがり、必要だけれど自分にとってつまらない作業は後回しにしてしまうこともあります。また、忘れっぽい、失くし物が多いというのも不注意型のＡＤＨＤの特徴の一つです。

〈周囲の対応案〉

やるべき仕事（その日、その週、その月など）の予定を一覧にしたスケジュール表を作成し、自己管理できるようにさせた上で、確認を繰り返すように指導しましょう。スケジュール表は、その日の作業を振り返り、できたこととできなかったこと、今後の課題を記録する作業日誌と連動させると自己管理の意識づけが期待できます。

事例13　細かなことに著しくこだわり、全体が見えない

幼少のころから「変わった子」と言われていた谷村京子さん（仮名）は、美術系の専門学校を卒業し、服飾系の通販会社へ就職しました。二十五歳の女性です。デザインや企画部を希望しましたが、配属されたのは広報でした。**対人スキルは学生のころからもともと低く、打ち合わせや会議などは苦手。**

上司に認められたい、出世したいなどの欲がなく、職場の同僚たちと仲良くしたいと思うこともないため、**人間関係は希薄で、「いるかいないかわからない幽霊社員」と揶揄されたりしていますが、谷村さんは「ひとりでいるほうが楽なので問題ないです」と、気にしていない様子。**

そんな谷村さんが、広報用のパンフレットを作成するにあたり、リーフレットのデザインの一部をまかされることになったときのことです。デザインやイラストが

得意な谷村さんは、この作業にすっかりはまりこみ、**めったにやらない残業を続け、仕事が終わらないと家に持ち帰り、それこそ徹夜でリーフレットの作成に取り組みました。**

締め切りの日に提出するように促されても、このラインのニュアンスがちょっとちがう、発色が気に入らない、小見出しだけフォントを変えたほうがいいかも……と、**人が見てもわからないような細部にこだわるのです。**

「これで十分」と上司に言われても、頑として受け付けず、納得するまで何度もやり直し、結局、締め切りに間に合わせることができず、「仕事は趣味ではない」と一喝されましたが、谷村さんに「ああ、そうか」と、響くことはありませんでした。

デザインのクオリティは高いため、その後も何度か同じような仕事が回ってきましたが、そのたびに夢中になって取り組むため、**業務中は休憩もとらず、毎日の睡眠時間は三〜四時間、食事はすべてカップラーメンや菓子パンですまし、休日返上で働き続けてしまいます。**そんなことの繰り返しで谷村さんはついには体調を崩してしまい、現在休職中です。

〈疑われる症状〉

好きなことなら、睡眠も食事もとらず集中してしまうのはＡＳＤに見られる症状です。独自のこだわりがとても強く、自分の限界を把握できていません。いったん自分の世界に入ると現実に戻れないこともあります。一方で、人とうまくコミュニケーションが取れないため、ひとりでいる方が楽で好きだと感じる場合も多く見られます。

〈周囲の対応案〉

独自のこだわりも、場合によっては仕事に活かせることがあるため、無理のない適切なスケジュールで安心して仕事に取り組めるように、得意なことと苦手なことを周囲の人が理解しておく必要があります。過度に集中して寝食を忘れ健康を害することのないよう、上司は配慮しましょう。

事例14　思い通りにならないと、カッとなって暴言を吐く

江森浩介さん（仮名）は三十七歳の男性。ブライダル関連の会社を経営しています。江森さんは**小児期より多動的・衝動的で、些細なことで友人と頻繁にトラブルを起こしていました。整理整頓と、字や数字を書き写すなどの細かい作業が苦手で、忘れ物も多く、浪費癖があったといいます。**

成人になった今でも事務作業が苦手で、伝票がうまく書けず、発注先や仕入れ個数を間違えたり、顧客情報をなくすなど**ミスを繰り返しています。**しかし、自分のことは棚に上げ、人の失敗には大変厳しく、従業員がミスしようものなら、その場でどなり散らします。「バカヤロー！　ふざけるな！　給料ドロボー！」と、**聞くに堪えない罵詈雑言を連発し、職場は一瞬で重苦しい空気に。**

江森さんは**自分の思い通りにならないと、すぐにかんしゃくを起こします。**

例えば、

出前で注文したメニューが、「今日はやってない」と言われた。

あてにしていた社員が風邪で休んだ。

挨拶の声が小さい。

そんなことでもカッとなってしまいます。

しまいには「こんなときになんで雨が降ってくるんだ！」と天候にまで悪態をつく始末。

また**自分の興味があることには饒舌で、業務中でもおしゃべりは止まりません。**趣味の演劇の話になると機嫌よく何時間でも熱弁をふるい、周囲は閉口するほど。しかし、人から話を振られても無視し、**一方的に話し続けるため、会話を成立させるのは困難です。**

そんな上司のもとで働く部下のストレスは甚大であるため、正社員やバイト、パートも含め退職する者が後を絶ちません。なかなかスタッフが固定化されないために、経営に支障が出はじめ、江森さんの悩みは深刻なものになっています。

〈疑われる症状〉

感情のコントロールがうまくできず、後先考えずに行動するのがＡＤＨＤの衝動性の症状です。些細なことで怒りが爆発しキレて周囲に当たり散らしたり、行き当たりばったりの行動をとったりします。行動だけでなく暴言を吐くこともしばしばあります。

一方、ＡＳＤは「自分のルール」にこだわりが強く、それから外れるとキレる場合があります。過去の嫌な体験などをフラッシュバックさせる〝地雷言葉〟に接した時も怒りを見せます。この方の場合、両方の傾向があるようです。

ケアレスミスの繰り返しも、ＡＤＨＤの注意欠如から来るものです。

また、ＡＤＨＤの人は、人とじっくり話し合うことが苦手です。注意力散漫で相手の話をきちんと聞くことができず、自分の話したいことだけを一方的に話します。

〈周囲の対応案〉

いつなんどきキレるかわからず、決定事項もコロコロ変わる、報告したことを忘れる……そんな上司だったらその職場は混乱しますし、当然、部下も疲弊します。

まずは、口頭で伝えた上でさらに紙にも記した要件を伝え確認を怠らないようにしましょう。気が散りやすい傾向もあるため、相談などの案件は一度に複数もちかけることはなるべく避けましょう。

事例15　いつも落ち着きがなくそわそわしている　せっかちで順番が待てない

吉岡弘樹さん（仮名）は、都内の私立大学を卒業後、住宅販売会社に就職。入社六年目になる男性です。フェイスブックやツイッターで知り合った仲間たちとマラソンやボルダリングを精力的に楽しむなどプライベートも活動的に過ごしています。

吉岡さんは**飽きっぽい性格で、デスクワークや単調な仕事が苦手。**朝一番、会社に着くなり**デスクに十分とついていられず、その辺をウロつき始めます。**

打ち合わせの最中も**貧乏ゆすりが止まらず、何度も手足を組み直したり、横を向いたり、後ろを見たり、幾度となく席を立ってタバコを吸いにいったりと、異常な**

ほどそわそわとせわしなく、その態度は周囲が不穏に感じるほど。

会議では、**相手の発言が終わらないうちに、自分の意見を立て続けに発言し始め、話の流れとはまったく関係ないことを唐突に言い出すこともあり、**「あの人は大丈夫なのか?」と、ぎょっとされることもしばしばです。

会議に限らず、ふだんの会話でも**人の話を最後まで聞かない、話の腰を折る、平気で人の会話に割り込むなど、円滑なコミュニケーションができません。**

また、**「昔から待つことが大嫌いだった」**という吉岡さんは、いまだに食堂やレジなどでも並んで待てず、空腹だというのに「待つくらいなら……」と昼食を抜いたり、時にはルールを破って割り込んでしまい、注意や非難を受けることも多いそうです。

〈疑われる症状〉

気が散りやすく集中力を持続できない、いつも落ち着きがなくそわそわとしている様子は多動・衝動性のADHDに見られる症状です。

また、人の話を最後まで聞けないのも対人スキル・社会性の未熟によるものであり、ＡＤＨＤの基本症状の一つです。

〈周囲の対応案〉

落ち着きがない部下には、身体をよく動かす、または変化に富んだ部署に配置替えをするというのも一つの方策です。

ただ、本人にとってそれが不本意な異動であれば逆効果になる場合もありますので注意を要します。デスクワークの場合には、こまめに休憩を取らせたり、他人が気にならないような位置にデスクを配置するなど集中しやすい環境を作るとよいでしょう。

また一方的に話す傾向が強い人には、まずは相手の話を聞く、相手の話をさえぎらない、相手の言葉を否定しない、「お話ししてもよろしいでしょうか」など一言断ってから話し出すなど、具体的に指示する必要があるでしょう。

事例16 相手の非を許すことができない 正義感が強く、常に自分が正しいと思い込む

佐々木信人さん（仮名）は有名私立大学を卒業後、大手建設機器メーカーに入社。現在三十代前半の男性です。

佐々木さんは**ルールを守らない人がいることに我慢できない性分で、目の前でルール違反を見てしまうと、注意せずにはいられません。**

先日も、道路で歩きスマホをしている人を注意し、思わず言い合いとなり、警察が間に入るという騒ぎを起こしたばかりです。会社でも、佐々木さんの**ルール違反の取り締まりは厳しく、会議中にちょっとした雑談を交わす社員にすかさず「うるさい！」と、大声で注意し、和気藹々《わきあいあい》とした雰囲気を壊してしまいます。**相手は後輩や同僚のみならず、上司や役員だろうとおかまいなしで、「無駄口を叩かないでください！」と言ってしまい、一瞬にして、その場を不穏な空気にしてしまうので

す。

社内のロビーで喫煙するお客様に「ここは禁煙ですよ！　張り紙が見えないんですか！」と、どなりとばし、場が凍りつくこともあったそうです。上司から「ああいうときは私のほうからお客様にさりげなく注意するので、君は黙っていなさい」と言われたものの、佐々木さんは納得できません。

忘年会の飲み会では「自分はビールを飲んだだけなのに、全員が飲み放題の料金を払うのはおかしい！」と幹事に抗議し、場を一気にしらけさせたりもしていました。

スキルも高く、仕事熱心な佐々木さんですが、今や「トラブルメーカー」と陰口を叩かれ、距離を置かれる浮いた存在になってしまっているようです。

「なんでも自分のルールや価値観で完璧にやろうとし、人にもそれを強要するから、反感を買っている」と、比較的仲のいい同期に言われたのですが、「それのどこが間違っているのか……」佐々木さんにはわからないそうです。

〈疑われる症状〉

周囲から見て異常なほどの頑固な思考パターンを持ち、二者択一や完璧主義に陥りやすいのはＡＳＤに見られる症状です。融通が利かず、自分のやり方にこだわって妥協しません。言っていることは正しくても、空気を読んだ伝え方などに配慮することが難しいため、周囲とは軋轢を起こし距離を置かれ孤立してしまいます。

雑談が異常に気になるのは、ＡＳＤ特有の感覚過敏が影響していると思われます。

〈周囲の対応案〉

周囲はその発言に悪気がないことをまず理解して、その都度、上司なり親しい同僚なりがひとつひとつ伝え方や処し方を伝えていきましょう。

特定の音に敏感なことがあるため、雑談などが気になるようであれば、会議中にはなるべく私語は控える、会議のメンバーを検討するなどの対応も必要でしょう。

事例17　クレイマーとなる　感情が不安定、依存症に陥る

浜西仁志さん（仮名）は大手銀行に勤める、入行五年目の男性です。出身中学・高校は都内でも屈指の進学校で、大学は一浪したものの、国立大学の法学部に入学。高い学歴が示すように成績は優秀なのですが、**幼少期から人の話が聞けない、他人の前では過度に緊張してしまう、忘れ物が多い、すぐに苛立ち、極度に落ち込む……などの傾向があり、**学生時代は特に問題はありませんでしたが、就職してからは、それらの症状（傾向？）に、密かに悩むようになっていました。

また、二年前に大学時代から交際していた女性と別れ、以来「仕事でもプライベートでも、ネガティブな結果を想定してしまい、安易に絶望的になるようになった」といいます。

職場では、**少しでも意見が違ったり反対意見が上がったりすると、話の途中で**

「じゃもういいです！」と一言で切り捨ててしまう。取引が不発に終わると、「もうだめだ、もう終わりだ」と頭を抱え意気消沈するなど、短絡的な結論を出す傾向があり、それに伴うストレスもかなり抱えていました。

ある日、電話中の浜西さんが「では訴訟を起こします」と、気色ばむ声で話しているので、何事が起こったのかと聞いていると、それはクレームのたて続けの電話でした。相手先は携帯電話会社、浜西さんが駐車違反の切符をきられた交通課の女性警官、出版社などさまざま。

「説明書に不備がある、事実誤認がある、法的に問題がある」と、文章の瑣末な点にこだわり、謝罪や説明を要求していたのです。

浜西さんは、**むしょうにイライラしたり落ち込んだりしてしまう日が続き、お酒に依存するようになっていました。以前はたしなむ程度だったのですが、酒量は日を追うごとに増え、今では「毎日、飲んでいます。寝る前には強い酒を飲まないと眠れない」「休みの日は昼から飲んでしまう」「月曜日に出社すると〝酒臭い〟と、上司に厳しく注意を受けた」……と、アルコールへの依存が生活を蝕《むしば》みはじめています。**

〈疑われる症状〉

度を越して忘れ物が多いのは、ＡＤＨＤの不注意からくる症状の一つです。すぐにカッとなったり極度に落ち込む、意気消沈する、イライラするなど感情の不安定さ、ストレス耐性の低さもＡＤＨＤの症状といえるでしょう。

その随伴症状として現れるのが依存症で、この方の場合はアルコール依存に陥っているということになります。

〈周囲の対応案〉

依存症が深刻な場合には、すぐに専門医の指導を受けることが大切です。成績良好で一見、順調な人生に見えたものの、社会人になってから本人が自分の傾向に気づき悩んでいることから、医師の診察を受け入れやすいタイプの人とも思われます。

職場での感情の不安定さも、仕事のストレスが影響しているかもしれません。それに加えて交際相手との別れがきっかけとなり、感情の不安定さに拍車をかけてしまったと考えられます。職場では、プレッシャーのかかる仕事や取引先を任せない、適度な休暇を取らせるなど、本人とよく話した上で対応しましょう。

事例18　相手に関心がなく、双方向の会話や適切なコミュニケーションが取れない

工藤順也さん（仮名）は法律事務所に勤務する三十歳の弁護士。法科で有名な私立大学を卒業しています。工藤さんの先輩弁護士が「**彼はいつもクライアントを怒らせてしまうんです。なんでそんなにクレームが続くのか……**」と、困っていました。

そこで、思い切って打ち合わせの様子をクライアントに聞いてみることにしました。聞き取りによると、工藤さんは、**表情がまったく動かないので、常に不機嫌でつまらなそうに見える上に、話をするときも目を合わさず、ぷいと横を向いたまま……。**「あまりの感じの悪さに工藤さんとの打ち合わせの時間は苦痛に感じるほどでした」とクライアント側が苦笑するほど。ある日、工藤さんに〝契約書をいつまでに

戻せばいいですか？〟と聞かれたので〝○日までにお願いします〟と答えると、「その日は無理。休暇をとってアメリカに行っているので戻せませんが」と、仏頂面で答えたそうです。これではどちらがクライアントなのかわかりません。

極めつけはエレベーターに同乗したときのこと。**乗りかかっている人がいたというのに「閉める」ボタンを押してしまう工藤さんの思いやりのなさに閉口し、**担当替えを申し出たということでした。

社内でも**「挨拶をしない」「無視する」、上司に対しても「これやって！」「ありえない、ありえない」と、一瞬耳を疑うようなタメ口をきく**など評判はよくありません。

また年末の**飲み会を当日無断でキャンセル。幹事が翌日「キャンセルの連絡ぐらい入れろよ」と工藤さんに注意すると、謝罪の言葉もなく会費一万円を入れた封筒を幹事のパソコンに貼り付けた**そうです。

非礼に怒った上司に「一言あっていいだろ！」と言われると「金、返せばいいでしょ？」とポツリ。その一件以来、上司との関係は険悪になり、関係修復は難しいものとなっています。悪気はないとはいえ万事この調子なので、クライアントは逃げ、事務所仲間からは避けられ、上司からは呆れられ……。「仕事熱心で優秀な人材なのですが……」と先輩弁護士は頭を抱えています。

〈疑われる症状〉

ＡＳＤの人には、そもそも人と親しくなりたいという思いが希薄です。話すときも視線を合わせず、会話が形式的で話し方にも抑揚がない場合もあります。そのため、本人に悪気はないのですが、表情がなく仏頂面になり不機嫌に見えてしまいます。

また社会常識が身についておらず、暗黙のルールがわからないため、非常識なことをしたり発言することがしばしばあります。

〈周囲の対応案〉

話すときは相手の目を見る、会話は間合いをとる、相手によって言葉づかいを変えるなど、通常、成長過程で身につけるべきことが身についていないため、ひとつひとつ指導していきます。

またルールや慣習がわかっていない、あるいはわかっていても守ることができないため、「エレベーターでは、乗ってきそうな人がいたら開くボタンを押して待つ、クライアントや上の立場の人から先に降りていただくよう開くボタンを押して待つ」など具体的な指示を出しましょう。可能ならば、イラストや四コマ漫画など可視化したもので指導すると、伝わりやすい場合があります。

事例19　怒られても反省しない　懲りずに同じ失敗を繰り返す

松井泰明さん(仮名)はマンション管理会社に勤める入社五年目の二十八歳の男性です。**学生時代から遅刻が多く、就職してからも「遅刻グセ」は直りません。**学生時代は夜型生活だったため、朝起きられず遅刻を繰り返していましたが、社会人になってからは、**「支度に時間がかかる」「初めての場所に行くときは一応時間を計算して家を出るのだが、必ず道に迷ってしまう。外出中に混乱して目的地がわからなくなることがある」などの理由で、約束の時間に遅れてしまう**のです。

得意先との打ち合わせに遅れるなど、営業職としては致命的なミスを繰り返す松井さんは、そのつど上司から厳しい叱責を受けるのですが、これがまったく響きません。

素直に謝らないばかりか、

「時計を読み間違えた」

「三時じゃなくて二十三時だと聞いていた（打ち合わせが午後十一時なわけがないんですが）」

「うちの下の部屋が小火《ぼや》をだした」など、誠意のない弁明を繰り出し、まるで反省の様子が見られません。**上司や先輩たちが親身になって注意しても、どこか上の空で、まるで他人事のように、助言や指導を真摯《しんし》に受けとめない**のです。

説教中に携帯を見るなど、相手の気持ちを逆撫でするような不遜な態度も見られ、呆れられる一方です。

仲間内の世間話には参加することなく、たまに話をしても、**難解な専門用語を多用する独特のペダンティックな表現で、一方的にとうとうと話を続けます。相手が理解しているかいないかは問題にしていません。**

松井さんは他の部署への異動を打診されましたが、「なぜ自分なのか？」と憤っています。

〈疑われる症状〉

計画を立てることや管理が不得手なことから、時間を守ることができないのがADHDの人です。遅刻の理由もその場しのぎの虚言ではなく、不注意傾向から来る本当のことかもしれません。また整理整頓が苦手なため、外出する段になって、持参するものが見つからないなどで予定の時間に出かけられないこともあり、必然的に遅刻も増えがちです。

叱られても響かないのは、ASDの傾向として挙げられる「自分は間違っていない」という頑なな気持ちがあるからかもしれません。あくまでも、〝自分ルール〟が優先されるのです。

また、人と親しくしたいという気持ちが希薄なASDの人は、仲間に入ろうとしないことも多いのですが、たまに話すと難解な用語を駆使したり、まわりくどく一方的に話す傾向があります。

〈周囲の対応案〉

時間、約束を破り続けると、職場ばかりかプライベートでも良好な関係を持続することが難しくなっていきます。遅刻しがちなことを認識させ、所持品を事前に確認して玄関のそばに置いておくなど事前準備を怠らないように指導しましょう。

事例20 協調運動が苦手　事故に遭いやすい　声の大きさをＴＰＯに合わせて調整できない

神奈川県出身の落合麻美子さん（仮名）は、有名大学を卒業後、総合コンサルティング会社に入社。プロジェクトマネージャーとして、タフな現場の第一線で働いています。

落合さんは、「文系も理系も成績はよかったですが、**音楽や体育や美術などの実技系はまったくダメで、小さいころから自分でも不器用さは自覚していました**」。

事故に遭うことも多く、小、中、高校で一回ずつ自動車との接触事故に遭っており、骨折やねんざも数知れず。

「普通に歩いていてもドアやデスクに肩や足があたることがしょっちゅうある。お茶やコーヒーをよくこぼし、やけどをする」と、**成人してからも生傷は絶えないとのこと。**

落合さんは自分のフィジカルな力を調整するのが苦手です。**声は常に大きく、TPOに合わせて調節することができないので、社外秘事項からデリケートな内容の話まで、通常の会議室では筒抜けです。携帯電話での会話もフロア中の人間に聞こえるほど。**

ドアの開閉も力いっぱいやるので、オフィス中に大きな音が響きます。パソコンのキーボードもすごい力で叩きつけるように打ち込むので、デスクの近い人には「騒音」です。ペンを置く、引き出しを閉める、受話器を置く……生活音のすべてがドキッとするほど大きいのです。上着のジッパーも力まかせにあげるため、アゴの肉に食い込みケガをしたこともありました。

落合さんは人柄もよく屈託がありませんが、周囲からは「がさつ、うるさい、怖い」「いつも怒っているようにみえて近寄りがたい」と、あげている業績に比べると、本人の評判は芳しくありません。

〈疑われる症状〉

スキップ、縄とびなどの粗大運動、ひも結びやハサミの使い方などの微細運動など、協調運動の不器用さから、ＡＳＤの人は運動が不得意なことがほとんどです。また、ＡＤＨＤの人は注意欠如があり、集中力に欠けるため、事故に遭いやすい傾向があります。

さらにＡＳＤの人には感覚過敏の反対に過鈍性の問題を抱えることがあり、話す場合の声の大きさの調整などができない場合があります。

〈周囲の対応案〉

事故は場合によっては命の危険を伴うものです。しっかりと注意するよう言い聞かせていくしかないでしょう。

声の大きさは時に周囲の人に多大なストレスを与えます。その都度、注意しましょう。単なる注意ではなく、「大・中・小」とシチュエーションを分けて図式として見せると効果的です。

事例21　整理整頓、片付けができず、デスクも部屋も乱雑

工学機器メーカーの販売部に籍を置く堂島やよいさん（仮名）は三十代半ばの女性です。私立大学の理工学部出身で、趣味は「ゲーム。何も考えないで没頭できるので頭が休まる」と、休みの日はゲーム三昧。

堂島さんは片付けが苦手です。**デスクの散らかりようはすさまじく、「魔窟《まくつ》」と呼ばれるほど。資料や本の山がいくつもでき、趣味のフィギュアやサプリメント、食べかけの菓子や文房具類が隙間を埋めるように置かれ、昼食用に買って来た惣菜のパックや飲みかけのペットボトルなどが何本も**そのまま放置されています。

以前、引き出しの奥深くにしまわれていたキムチが腐敗醱酵し、異臭騒ぎを起こ

したこともありました。

何度も注意を受けるのですが、片付けられません。「ゴミは捨てられますが、何が不要で何が必要なのか優先順位がつけられない。どこにしまったらいいのかわからない」と、選別することなくなんでも闇雲に捨ててしまうので、必要な書類や持ち出し禁止のサンプル品を破棄してしまい、問題になったこともありました。

歯ブラシをパソコンの上に置く、飲み終わったマグカップにペンをさす、脱いだ靴下やストッキングを机の上に置くなど、「ふさわしい場所」へ戻すことができません。

髪の毛もとかさず、バッグも学生時代から使っているものなので、もうボロボロです。靴下が左右そろっていないことも多く、得意先との打ち合わせにもそんな格好で来るので、上司は「冷や汗ものだ」と苦笑。当の堂島さんは「おしゃれに興味がなく、朝、身だしなみに使う時間があったら寝ていたい」と、まったく気にする様子はありません。

〈疑われる症状〉

パソコン、ゲームなどに対する過剰な集中はADHDが疑われます。

また、ADHDの人は、管理が苦手なので整理整頓、掃除なども不得手な場合が多々見られます。優先順位をつけられず何から手をつければいいのかわからなくなり放置することが重なって、すさまじい散らかりにつながっていくことがあります。

管理の一つ、身だしなみにも無頓着なこともあり、「だらしない」印象を与えてしまいます。

〈周囲の対応案〉

仕事の大切な資料を失くしたら、信用を失います。現代は、ほとんどがパソコンやメールでやり取りをするとはいえ、こういった整理ができないタイプの人はパソコン内も未整理なままで、「あったはずのデータが探せない」「間違って削除した」などもあるかもしれません。

デスクやパソコン環境は、定期的に上司が介入して整理させることを促す必要があるでしょう。

身だしなみも、仕事相手へのマナーの一つ。男女かかわらず常識の範囲内で整えるよう注意していきましょう。

事例22　会話のキャッチボールができず、仕事のストレスから買い物依存へ

二十七歳になる岡崎ますみさん（仮名）は福祉関係の専門学校を卒業後、保健施設に就職。

「小学生のころから怒りっぽい性格で、じっと席に座って授業を受けるのはとても苦痛でした。国語は苦手で、算数は単純な計算は得意で好きだったのですが、文章問題になるとまったく頭に入ってこず、イライラしてしまう。口を開くと友人を怒らせるようなことばかり言ってしまうため、親友といえる友人はいませんでしたが、学生時代は周囲から孤立することはなかった」

しかし、就職後、岡崎さんの生活は一変します。

職場は四十代以上の人が多く、話が合いません。また岡崎さんはごく軽い雑談で

も、**話をしながら仕事ができません。話す、作業をする、どちらかひとつのことしかできないのです。**仕事中に声をかけられても、返事をしないでいたため、周囲からは声がかからなくなり、休み時間もひとりで過ごすようになりました。
「決められた手順が守れない、伝票や書類の書き方、コピーのとり方など、教わってもそのとおりにできず、周囲をイラつかせてしまう。スケジュール管理が苦手で、頼まれたことを何時からやれば締め切りに間に合うのか、計画的にできない。周囲の人に相談したいのですが、〝何度も聞くな〟と怒られそうで切り出せず、結果、途中で投げ出してしまうことも多かった」

周囲からは「仕事の覚えが悪い」「役に立たない」と、ひんぱんに注意を受けるようになり、岡崎さんは過剰なストレスを感じるようになります。

そんな折、「自分へのご褒美に」と、何万円もする化粧品をクレジットカードで購入。岡崎さんは「そのときとても気分がよくなった。就職して初めて楽しいと思えた」と言います。**高価な買い物をすると、イライラや不安が消えることで、それ以後はハイブランドの靴やバッグなどを毎月のように購入するようになりました。**
「一度欲しいと思うとお金が足りないのはわかっていても、あきらめることができ

なかった」と、複数のカードローンを組んでしまい、すぐに返済に窮します。親に相談したところ厳しく咎められ、岡崎さんはわずか1年で退職し、実家に戻りました。しかし、その後も「買い物」はやめられず、現在は老人介護施設を転々としながら短期のアルバイトを繰り返しています。

〈疑われる症状〉

子どものころから、多動、注意欠如、そして学習障害（LD）やADHDの症状が見られました。並行して複数の作業を進めることができず、単純な事務作業なども苦手でケアレスミスを繰り返してしまいます。管理が苦手なので計画をたてて物事に取り組めず、納期が守れないため、「仕事ができない人」となってしまったのでしょう。

その働きにくさ、叱られ続けることによる自尊感情の低さからくるストレスで、買い物に依存するという随伴症状が出ています。

〈周囲の対応案〉

ＡＤＨＤの人は、ワーキングメモリが限られている場合があるため、口頭で注意されても記憶にとどめ続けることが難しいのです。可視化したメモを常に確認できるところに貼るなどして、本人に作業工程をその都度見させるようにしましょう。
買い物については、親などの身内が介入して、クレジットカードを管理する必要があります。

事例23　聴覚、嗅覚、味覚などの感覚が過敏、知覚過敏

松本真奈さん（仮名）は新任四年目になる公立中学校の英語教師です。

幼少のころから神経質なところがあり、特に音と匂いに敏感で、「昔から電話や時計のアラーム音が爆音に聞こえ、悲鳴をあげたくなるほどびっくりすることがある」とのこと。

ホームルーム中の教室など、複数の声が飛び交う騒がしいところにいると落ち着

かなくなり、**突然、耳をふさいで「うるさいうるさいうるさい……」と、不機嫌になったり、また生徒に肩や腕を軽くつかまれただけでも、強い痛みを感じ、オーバーアクションで反応する**ため、生徒たちは松本さんの様子を奇異に感じているようです。

松本さんは匂いにも敏感で、いつも口にハンカチを当てているためか、近くにいる同僚は「自分の体が臭っているのか……?」と、いたたまれず、物理的にも精神的にも距離をおくようになってしまいました。そうなると、声をかけられることも少なくなり、なかなか親しい関係性も築けません。

人の視線にも敏感に反応するところがあり、「特に背後に人がいると気になってしかたがない」と、視線を感じると体をそむけたり、硬直したり、思わず睨みつけたりしてしまうのです。

松本さんは次第に「エキセントリックな人」と言われるようになり、孤立してしまい、学校へ行くことに極度の不安と緊張を感じるようになりました。現在、**不安神経症と診断され、**医者からは休職をすすめられています。

〈疑われる症状〉

音と匂い、痛みに敏感、びっくりしやすいなどはＡＳＤ特有の感覚過敏です。またその反応で、違和感を覚えた周囲に距離を置かれて孤立し、二次障害として不安神経症を併発してしまいました。

〈周囲の対応案〉

職場では、耳栓やヘッドフォンの使用を認めたり、パーティションで区切るなど、外部からの刺激を遮るような空間を作るとよいでしょう。ただ、これで本人が孤立感を深めないよう、本人の話をよく聞きながら対応していくことです。

事例24　人の名前や顔が覚えられない　失礼な発言を繰り返す

三宅雄太さん（仮名）は、四十代半ばのベテラン社員。高校、大学と都内の名門校に進学し、その後大手の広告代理店に入社しました。仕事も本人なりに真面目に取り組んでいますが、営業畑では思ったような成果を挙げられず、勤続二十二年で異動は八回。広告代理店という仕事の性質上、クライアントによって柔軟な対応を求められるため、三宅さんの**「空気が読めない、ニュアンスを感受できない、無神経」な、振る舞いは多くのトラブルを招いています。三宅さんは取引先の相手の名前と顔がなかなか覚えられず、**

大隈さん↓大西さん

斉藤さん↓佐々木さん

安川さん↓芳川さん……というように、微妙に間違って記憶してしまいます。**一度ならず、何度も間違える**ので、上司の電話やメールには取引先からのいやみ交じりのクレームが後を絶ちません。

同期の結婚式で、進行役を任されたときも、部長や役員の名前を間違って読み上げ、会場をおおいにざわつかせたことがあったといいます。

またこんなこともありました。接待ゴルフの帰り、いっしょに回った取引先の部長に「僕が使っていたクラブをあげるよ」と言われたものの、「クラブセットって場所取るんですよねえ。**邪魔だから部長の家に置いておいてくださいよ。使うとき取りに行きますので**」と、断ったそうです。

また得意先の社長が伊豆の出張土産にと、三宅さんに干物を渡すと、「あー、金目かあ。**今、金目鯛って旬じゃないんですよねえ**」……。

このように**相手の気持ち（好意）や空気が読めない**三宅さんは、いつも人間関係でつまずき、業務では懸命に努力しているにもかかわらず、思ったような成果を挙げられないでいます。

〈疑われる症状〉

学習障害のために人の顔と名前を覚えられないこともありますが、ADHDは興味がない対象だと注意散漫もあり意識に留められません。

思ったことをそのまま口にしてしまうのは、ADHD、アスペルガーともにある症状ですが、ADHDの場合は衝動性から、アスペルガーの場合は相手の気持ちがくみ取れないことからくるもので、この方の場合は後者が疑われます。

〈対応案〉

ベテラン社員であるからこそ、失言が許されない場面も多くあることでしょう。仕事相手との大切な会食や打ち合わせなどは極力避けるようにさせて、表に出ない分野で彼の得意なことが活かせるような仕事を検討する必要があるでしょう。

事例25 想定外の変化に対応できずパニックを起こす

伊藤昌明さん（仮名）は二十代後半の男性。大学卒業後、父親の紹介で都内の食品会社に就職しました。

伊藤さんの業務はデスクワーク中心ですが、月に一～二度ある名古屋支店への日帰り出張が定例です。

通常、新幹線で「品川～名古屋」間を往復しますが、その日は帰りの新幹線の中で、上司に「今日は横浜の新店舗に顔を出して行こう」と、一緒に新横浜で降りることを指示されました。

伊藤さんは不自然なほど動揺してしまいます。**急な変更に対処できず、パニックを起こし、怒りが抑えられません。「スケジュールが突然変わると、不安になってどう対応したらいいかわからなくなる」**のです。上司は「こんなことぐらいでなぜ怒るのか」と、注意しましたが、伊藤さんは指示を無視して、いつもどおり品川で降車し帰社しました。

予定していた会議やイベントが急に中止になったり、場所や時間が変更になったときも、「考えがうまく切り替わらず不安になる」と、舌打ちをするなど不機嫌な態度をとってしまいます。そんな伊藤さんに「利己的で融通がきかない。会社員として失格だ」と、手厳しいジャッジを下す上司もいて、「人事の同期から〝お前、ブラックリスト入りするぞ〟と言われてしまいました」と自嘲気味に語っています。

〈疑われる症状〉

変化、変更、想定外のことにパニックになったり不機嫌になったり、あるいは興奮するのはＡＳＤの症状です。

〈周囲の対応案〉

どんな仕事でも変更はつきものです。

変更が生じたら、本人の不安感を抑え安心させるようになるべく早めに知らせ、具体的な対応を指示しましょう。

それでも難しい場合は、変化の少ないパターン化した作業などを担当する部署への配置換えを視野に入れましょう。

第4章

発達障害に気づいて三十年
——ある心療内科医の体験記

この章では、発達障害を抱える私自身の幼少期からこれまでを記します。あくまでも私個人の場合となりますが、障害者本人がどのように感じて、あるいは感じることなく行動したり言葉を発しているかを皆さんに知っていただきたいからです。発達障害者と接する際のヒントになることもあるかもしれません。

祖母に向かって「お前、早く帰れ！」

子どもの頃、私は三歳を過ぎてもほとんど言葉を話すことがなく、両親はとても心配したようです。

四歳を過ぎる頃には堰《せき》を切ったようにしゃべり始めたそうですが、吃音が青年期になるまで残り、人前で話すのはとても苦痛でした。

幼児期や小学校低学年の記憶はほとんど断片的にしかありません。これも発達障害者の特徴の一つでしょう。

そんな断片的な記憶の一つに、三歳頃の出来事があります。私はいわゆる癇の強い子どもで、些細なことでかんしゃくを起こし、火がついたように泣き喚くことなど日常茶飯事。

ある日、そんな私を見た祖母が「この子、ちょっとおかしいんじゃないの？」と言ったのです。そのとき、三歳児の私は祖母に向かって「お前、早く帰れ！」と、ふてぶてしく言い放ちました。分別もつかぬ子どもの言うこととはいえ、思ったことをなんでも口に出してしまうという性分は幼児期にはすでにあったようです。その後の人生でも、私は場や相手をわきまえず思ったことを口にする失敗を何度も繰り返すことになります。

四歳で幼稚園に入園しましたが、登園初日、知らない人間が大勢いる騒がしい場所に連れてこられた私は大パニックに陥り、手がつけられないほど激しく泣き喚きました。

発達障害の人の多くは、環境の変化に弱く、分離不安や対人不安が強いといわれています。私にもその傾向は顕著にあったようです。常軌を逸した騒ぎ方で、結局、私の幼稚園生活はわずか一日で終わりました。

酒乱の父、家事をしない母

もうひとつ、忘れられない幼少期の記憶に兄の死があります。私が三歳のとき、六歳だった兄が川遊びの最中、溺れて亡くなってしまったのです。父は初めは郡山、その後に会津若松の東山温泉で内科の開業医をしていましたが、長男を失うという強い喪失感からＰＴＳＤ（心的外傷後ストレス障害）に陥り、やがてアルコールに依存するようになっていました。今思えば、父はアスペルガー症候群の傾向もあるＡＤＨＤだったようです。もともとストレス耐性が低いところに加えて、「長男の死」という苛烈な心的外傷（トラウマ）体験いわゆる死別反応があり、アルコール依存症になったと考えられます。

母もまたどこか「普通の母」とはちょっと違う風変わりな女性でした。当時、私が通っていた小学校には給食がなく、弁当を持参しなければならなかったのですが、母は弁当を作ってくれたことはほとんどありませんでした。弁当の代わりに「これで何か買って食べなさい」と二十円（現在の約二百円）を渡すだけです。家にはそれなりにお金があったはずなのに、洋服もあまり買ってもらえず、私はいつもボロボロの身なりでした。「下敷きを買って」とねだったところ、「これを使いなさい」と母が差し出したのは、父の医院で撮った患者さんの胸部レントゲン写真のフィルムでした。患者さんの言わば〝個人情報〟ですから、相当に問題があることですが、母にその自覚はありません。シュールというか、斬新というか。

ある時は、父が自殺死体の検死をする際、母をニセの看護師として同行させたこともありました。連れて行く父も父なら、ついて行く母も母です。

母は自分の興味のあることが起きない限り、うつろな目つきでぼんやりと日々を過ごしていました。掃除や家事には興味がなかったらしく、家はいつもゴミ屋敷同然で散らかっている状態でした。

父は酒を飲むと、そんな母に暴言を吐き、しょっちゅう手を上げていました。父が発達障害だったことは前述しましたが、母も間違いなく発達障害（ＡＤＨＤ）だと考えられます。父は多動・衝動性優勢型、母は不注意優勢型といわれるタイプで、このふたつのタイプはなぜか妙な親和性があり、引き合うのです。いじめっ子といじめられっ子、DV（夫婦や内縁関係、恋人などの近親者間に起こる暴力）加害者と被害者という関係になる傾向があります。

私も基本的には母と同タイプの不注意優勢型で、教科書を忘れて空《から》のランドセルで登校し、通学中も授業中もボーッとしていて上の空。ぼんやりしながら爪を噛み、カタカタと貧乏ゆすりをし、鼻をほじるなど特有の癖がありました。しかし、父に殴られたり、学校でいじめられたり、ちょっとしたことでイラつくと、腹いせに妹や弟に暴言を吐き、ときに殴るなど暴力をふるったりもしていました。ベースは不注意優勢型でしたが、多動・衝動性優勢型の傾向も持っていたと思われます。

いじめられ、からかわれ、絶望まみれの小学生時代

小学生時代、算数と国語は何とか人並みにできましたが、ほかの科目は全滅でした。特に実技系の体育は、鉄棒、跳び箱、ボール競技などまさに手も足も出ず、音楽では、音符はまったく読めず、リズム感もなく、縦笛でドレミさえまともに吹け

ません。手先が非常に不器用なため、ヒモ結び、折り紙、ハサミを使った作業、布や紙の切り貼り、版画など、図画工作などはことごとくできませんでした。算数はある程度できたと言っても、暗算やそろばんは苦手で、高学年になるまで指を折って数えていました。字も汚く、書き順はメチャクチャです。

こうした不器用さは大人になった今でも変わらず、靴ヒモも上手には結べませんし、字は相変わらず汚く、恥ずかしながら自転車にも乗れません。

小学生の私は、同年代の児童に簡単にできることがことごとくできず、始終ぼんやりと空想にふけり、話せば吃音があり、服装はいつもだらしなく、ポケットの中はがらくたでいっぱいで、口を開けばとんちんかんなことばかり言うので、学校では常に嘲笑の的であり、いじめっ子たちからは毎日のようにいじめられたり、からかわれたりしていました。そんなときどう返したらいいのかわからず、うつむいてただ黙ってやり過ごし、家に帰って悔し涙を流したこともあります。ぼんやりした性格とはいえ、やはり心は傷つき、悲しく悔しい思いをしました。

小学校の高学年になるといじめられた後にこみあげてくるものは、悲しみや悔しさより、「自分はダメな人間だ」という絶望や空しさでした。落ち込むことも多くなり、「生きていたくないな」と思うこともありました。一生懸命努力してもだらしないのです。しかし、当時、ひとりだけでしたが、私をかばってくれる親友がいてくれたおかげで、学校に通うことができました。たったひとりでも、自分を理解してくれる友人がいることは、私にとっては大きな希望でした。その後も交友関係は狭く、決して友人の数は多くはありませんでしたが、中学、高校、大学時代にできた数人の親友にどれだけ世話になり助けられたことでしょう。彼らには当時も今も感謝の気持ちでいっぱいです。

興味のある分野を見つけた中学生時代

私のような不注意優勢型は、事故に遭う確率が高いことが知られています。私も小、中学生時代はケガが絶えませんでした。心ここにあらずで、いつもボーッとしていたせいで、自転車には何度ひかれたことか。顔面の上を自転車が通り、前歯を折ったこともあります。野球部員が素振りをしているところに飛び込み、バットで頭を強打されたこともあります。柔道の授業では受身が取れず、脳震盪を起こしました。階段を踏み外す、ドアにぶつかる、段差につまずく、何もないところでも転ぶ、すべる……と、生キズが絶えませんでした。

そんなふうに不器用さは一向に変わりませんでしたが、中学では得意科目と呼べる教科ができました。英語と社会です。自分が興味を持った科目の勉強をしたり、大好きな本やマンガを読むときなどは、わくわくと心が躍り、何かのスイッチがカチリと入り、頭の中が研ぎ澄まされるのが感じられました。私にとって初めて習う英語は特に面白く興味深く感じられたのです。「好きこそものの……」の言葉もあるように、英語の成績はほどなくトップクラスになりました。

英語とは別にこの時期に私がこだわりを持ってのめりこんだことに、高校野球の勝利予測があります。全国の都道府県で行われる予選大会の試合を観戦し、データを分析し、優勝高校を予測するという作業は、この上なく楽しい時間でした。

この傾向は、新しいもの珍しいものを追い求める「新奇追求傾向」と呼ばれるもので、発達障害の特徴の一つであり、自分が興味を持てる事柄には人並みはずれた集中力とこだわりを発揮し、情熱的に取り組むことが多いようです。その際、周囲の声も聞こえず、疲労にも気づかず延々とやり続けてしまう「過集中」という状態になることもあります。私もそうでしたが、こうした「お気に入り」や「こだわり」が見つかると特定の分野や科目で成績が急激に伸びるケースがよく見られます。英語はともかく野球の勝利予測などなんの役に立つのか……と思われるでしょうが、このときの「徹底的に集中して分析する」という経験は、大人になってからの私の危機を幾度となく救うことになります。

今役に立つとは思えないことでも、将来にどういう影響があるかは誰にもわからないものですので、損得や合理性にとらわれず、興味を持てる分野を見つけることを、発達障害の人にはおすすめします。

とはいえ、ここで注意しておきたいのがコンピュータゲームやSNSを含むインターネットなどです。過集中の傾向がある発達障害の人がハマれば、時間を忘れ、体を壊すまでのめりこんでしまう可能性があるのは否めません。事実、これらへの依存は二次障害としての引きこもりを長期化させるケースも多く、症状を重症化させる実態は、私が引きこもりの当事者やそのご家族を診療する中で強く実感していることです。

ゲームやインターネットへの依存には、くれぐれも注意すべきです。

何を言うかわからない。失言連発、顰蹙の嵐

得意科目ができ、打ち込める趣味もみつかった私は中学、高校と学校へ通うことがかなり楽になっていました。吃音もあまり出ないようになったことで口数も次第に増えました。

ただ、ＡＤＨＤやアスペルガー症候群の人は、自分の思ったことをよく考えもせずに、なんでも口に出してしまう傾向があります。私もそうでした。「その髪型、変だね」「その服、似合わないよ」などと、面と向かって失礼なことを言ってしまうのです。思ったことを言っただけで、私としては悪意はまったくないのですが、相手を怒らせ、傷つけ、周囲の人たちからおおいに顰蹙を買いました。この失礼な物言いは大人になってからも続き、今でも妻からは、「あなたは何を言うかわからないから、町内会への出席は禁止！」と言われていますし、出席しなくてはなら

ないパーティーなどは、「雄弁は銀、沈黙は金」と肝に銘じて、「壁の花」に徹しています。

汚部屋にわくハエの大群

医師だった父の影響を受け、小学生のころより医者になることを目標にしていた私は、大学医学部を目指し受験しました。三校受けましたが結果はすべて不合格。しかし迷うことなく浪人することを決め「石にかじりついてでも絶対に医者になってやる!」と強く心に誓いました。カチリと例のスイッチが入った瞬間でした。

発達障害特有のこだわりや集中力が発揮されたのでしょうか、浪人中の一年間はそれこそ寝食を忘れるほど徹底的に勉強に打ち込みました。そのかいあってか、翌年、福島県立医科大学医学部に合格。家からは通えない距離なので、大学の近くに安アパートを借り、人生初のひとり暮らしを始めることになりました。

しかしこのひとり暮らしが悲劇(喜劇?)の始まりでした。ひとりで暮らすということは衣食住そして時間、金銭、健康……すべての管理を自分でこなさなければいけません。発達障害を抱える私にとって日常生活全般における「管理」は難題でした。使った鍋や食器は洗わずにそのまま放置し、食べたら食べっぱなし、服も本もすべてが出しっぱなしです。部屋にはありとあらゆるものが散乱し、まるでゴミ置き場のような風景です。もちろん布団は万年床で、洗濯物もゴミも溜め放題で掃除もろくすっぽしない部屋は、数週間で異臭を放つようになっていました。

汚いのは部屋だけではありません。自分も二ヶ月も風呂に入らず、どうやら異臭を放っていたようです。道行く私の体にはハエがまとわりつくこともありました。あるときは、アジをおろしたあとの生ゴミを部屋に残したまま、一ヶ月半ほど実家に帰省し、アパートに戻ってドアを開けると、視界が真っ黒になるほどのハエの大群がわいていたこともあります。

しかし当の本人はさほど気にならず、時折ふいに「片付けてみるか」と、重い腰をあげて片付け始めると、手にとった本やレポートを読みはじめ、「いや、その前に台所を片付けて……。ちょっと待った、まずは散らばったレポートをまとめよう……」と次から次に視界に入るほかの状況が気になり、堂々巡りで、いっこうに片付かないのです。

　またあるときは登山にでかける直前にズボンにアイロンをかけ（ふだんはくしゃくしゃのズボンをはいているくせに、よりによってなぜ登山ズボンに、アイロンをかけたくなるのか……我ながら摩訶不思議な思考回路です）、スイッチを切り忘れて家を出てしまい、山のふもとからご近所に電話をかけ、窓から部屋に入ってもらい、事なきを得たこともありました。

　大学生になったとはいえ、不注意で事故に遭いやすい傾向は変わらず、先の見通しやビジョンを描くことが苦手な私は、お金の使い方もまるで計画性がなく、一ヶ月分の仕送りを二週間で使い切ってしまいいつも親に無心していました。お金をどう配分して一ヶ月持つように使えばいいのか、段取りや計画が立てられないのです。どうしたってライフスキルが低くなりがちな発達障害者には「ひとり暮らしは向かない」というのが、自身の経験から痛感したことです。

実習は大の苦手、試験は徹夜の医大生時代

トラブルの多い毎日に加え、大学での生活もまた困難続きでした。授業には毎度遅刻で、興味のある法医学や精神科など特定の科目以外の講義はたいてい居眠りしてしまうのです。私は板書をしない教授の授業がとりわけ苦手でした。耳からの情報だけでは頭の中が混沌となり、物事を理解、整理できないのです。またレポート課題はいつも先延ばしにし、提出期限を守れません。頭の中にあることをうまく文章にできないため、目の前のやるべき課題に集中できず、別のことを考えてしまうのです。今ならそれは発達障害の特性からくる「混乱」だったとわかります。当時の私にとってじっくりと集中して苦手な課題に取り組むのは至難の業でした。

そして三年生から始まった解剖をはじめとする、病理学、組織学などの実習も大の苦手でした。実習は数人からなる集団行動を強いられ、対人スキルはもちろん実技としての手先の器用さが求められます。発達障害があるとこうした実習ではハン

ディを抱えることになります。そんな私が医学部を無事に卒業できたのは三人の親友のおかげです。彼らと真摯につき合うことで「社会性」が自然に身についていきました。

医大や医学部では六年間に二百五十回以上の試験があります。内科、外科を始め産科、小児科、皮膚科……と、その科目は二十数科目あり、膨大な知識を短期間に覚えなければなりません。計画性などまるでない私はふだんから試験に備えるということができず、常に試験の三日前くらいから徹夜で頭に詰め込んでいきました。

また、私は試験の前に「この試験が終わったら好きなだけ酒を飲み、好きなだけ甘いものを食べ、好きなだけ麻雀をやるぞ」と、少々短絡的ではありますが、モチベーションの上がる短期的な目標を立て、試験勉強に取り組みました。「ほどほどに」が不得手な私は、暴飲暴食を繰り返し、体調を崩すこともありましたが、酒、甘味、麻雀の三つのごほうびをニンジンよろしく鼻先にぶらさげ、つらい試験をなんとか乗りきったのでした。

発達障害の人にとって、自分に「ごほうび」を与えることは、才能や能力の発揮に大変効果があるとされています。しかし、心身を害することがないような節度ある「ごほうび」を設定するようにしてください。ゲームや読書なら「時間」、お菓子やご馳走なら「量」、買い物なら「金額」と、上限をあらかじめ決めたほうがいいでしょう。

人生最大の賜物、妻との出会い

在学中、医学生はすべての診療科を回りますが、私は精神科に興味がありました。幼少のころから「俺は内科医ではなく精神科医になればよかった」という父の嘆息にも似た言葉を聞いて育ったことも大きく影響していると思います。とくにこの頃からすでに発達障害に強い関心を寄せていました。当時は自分が発達障害だという認識などありませんでしたが、やはり潜在的に魅かれるものがあったのかもしれません。

医学部の五年生になると、県内の精神科の専門病院を訪れ、患者さんとの面接をさせていただくようになりました。その病院の受付にいたのが、現在の妻です。週に一回、日曜日に病院を訪れる私と彼女は顔なじみになり、自然と親しくなっていきました。五年生から二年近く付き合い、大学卒業後の医師国家試験の後に結婚する約束をしました。妻と出会えたことは私にとってこの上ない幸運であり、神様からの恩恵だったと思っています。

しかし、彼女との結婚を果たすためにはクリアしなければならない問題がありました。まずは医学部の卒業です。毎回の試験を三日間の徹夜勉強という付け焼刃で乗り切ってきた私にとっては、卒業試験は入学試験以上の難関です。このときに手厚くサポートしてくれたのが彼女でした。ノートさえろくすっぽ取っていない私にとって、頼みの綱は優秀な同級生のノートをコピーさせてもらい勉強することしかなかったのですが、当時はコピー機などまだまだ一般には普及しておらず、困り果てていると、彼女が病院のコピー機を使って膨大な数のノートをコピーしてくれたのです。おかげで卒業目前の二月にようやくすべての科目に合格することができました。

もちろん、「ごほうび」の酒や甘味をたらふく食べ、徹夜で麻雀に興じたのは言うまでもありません。

持ち前の集中力発揮で国家試験を突破

しかし、喜びもつかの間、すぐさま国家試験という最大の難関が待っていました。彼女との結婚がかかったこの試験だけはなんとしてでも受からなければなりません。両親には卒業試験に合格した際に、「結婚したい人がいる」と打ちあけていましたが、案の定、「認めない」「とんでもない」と反対されました。両親はかねがね、病院つきのお嬢様のところへ私を婿入りさせる気でいたからです。しかし、私にはみじんもその気はありませんでした。私は妻の面倒見のよさ、純真さ、朗らかさに惚れ込んでいましたので、「人生の伴侶はこの人以外にはいない」と、心に固く決めていました。ふだんから両親の言うことなど聞かぬ私にとってはなんということもありません。結婚に関しては一歩もひかず、「もう決めたんだ。国家試験に受かったら結婚する。反対なら反対でもいい。結婚式には父さんたちを呼ばないまでです」と宣言しました。頑固は父親譲りでもある気性です。

そんないきさつもあり、医師国家試験は私と妻にとってはどうしても受からなければいけない人生最大の試験になりました。

そこで、過去十年間に出題された、いわゆる「過去問」を徹底的にリサーチし、ヤマを張ることにしたのです。そのとき大いに役立ったのが、十代の頃に夢中になってやった高校野球の予測分析と、妻の支えでした。ヤマは見事に当たり、医師国家試験に合格することができました。ここでもまた私は、興味を感じる対象には過剰ともいえる集中力が向けられ、もくもくと努力することができる「発達障害」の特性に助けられたのです。そして人生最大の賜物でもある妻というかけがえのないパートナーを得ることができました。

ストレス、暴飲暴食で大腸ガン発症

医大を卒業後は大学病院の神経精神科の医局に入りました。好きな研究分野とはいえ、医師になってからの診察と研究はストレスフルなものでした。大学病院の医局は閉鎖的で複雑な人間関係があり、もともと対人スキルの低い私にはストレスの多い職場となりました。外来や病棟では自分の専門である思春期児童の精神障害の患者さんだけを診るわけにはいかず、統合失調症、不安障害、双極性障害、依存症、認知症、発達障害、パーソナリティ障害などの患者さんを一日四十〜五十人ほど診ており、ストレスはさらに大きくのしかかっていたようです。私は大学時代と同様に、飲むこと食べることでストレスを紛らわしていました。酒なら一晩に一升、ワインなら二本空け（それだけ飲んでも酔いませんでしたが）、そこに加えて大量の肉や揚げ物を食べ続ける毎日……。こんな生活で健康でいられるはずもなく、四十二歳で大腸にガンが見つかったのです。診断はステージⅢの進行ガンで五年生存率は20〜30%でした。さらに術後半年で肝臓の二箇所に転移ガンが見つかりました。統計上の五年生存率は0%です。当時の標準的な治療では助かる見込みがないと判断し、ゲルソン療法※という栄養療法（実行したのは自分なりにゆるく修正した「星野式ゲルソン療法」）と免疫療法に本気で取り組むことを決めました。厳格で知られるゲルソン療法ですが、生きることへの強い思いと好奇心、「やると決めたらとことん」のマニアックな傾向のおかげで、あきらめることなく取り組めたと思います。

しかし、一日二Lもの野菜ジュースを手作りするのは思いのほか大変な作業で、作るのに二時間、片付けに一時間かかります。そんな手間のかかることを厭わず毎日やってくれた妻の優しさが、ガン克服の一番の支えとなりました。そのお陰で、発病から二十七年たった今でも健康を維持し、現役の医師として多忙な日々を元気に過ごしています。

※ゲルソン療法　ドイツの医学博士マックス・ゲルソンが開発した栄養療法。ガンの原因となる食品を排除し、自然な食物の持つさまざまな栄養素をバランスよく摂取することによって人間が本来持っている身体の機能を高め、病気を排除しようとするもの。

診察するうちに自分の感情をコントロールできるように

私は自身も発達障害の当事者であるためか（気がついたのは研究してしばらく

たってからのことですが）何かに導かれるように発達障害の研究をライフワークとし、四十年以上も夢中になって、臨床、研究に打ち込んできました。その一方でこの分野の医師や研究者を目指す学生への教育指導活動や発達障害への理解をうながす啓蒙にも情熱を注いできました。発達障害を抱える私がなぜ今日まで医者としてやってこられたのか、不思議に思われるかもしれません。それはひとえに妻をはじめとする、多くの先輩や友人、同僚たちの理解とサポートのおかげであり、寛容と愛情あってこそだと身にしみて感じています。

私という人間は自由奔放で、超がつくほどのマイペース、そして何より指図されたり束縛されることが嫌いです。「同調」を強いられる窮屈な組織の中では伸び伸びと生きてはいけなかったでしょう。しかし、医師という、比較的自由で変化と刺激に富み、探究と検証が求められる職業を選んだことは幸運でした。そしてなにより、自らも発達障害であるお陰で、患者さんの悩みを理解し共感することができます。精神科医は天職であったと思えるのです。

とはいえ、もともと私は人の話をじっくりと聞くのは苦手な性分です。しかし、長年、さまざまな患者さんと接するうちに、私は自らの「発達障害」を俯瞰できるようになりました。反面教師というのは失礼な物言いかもしれませんが、患者さんから学ぶことはとても多く、診察とともに自分の感情を冷静にコントロールできるようになっていったのです。私の診療は「とことん話を聞いて、これでもかとしつこく尋ねる」問診が主です。まずは患者さんが抱えた思いを存分に語ってもらい、次に患者さん本人だけではなく、家族やパートナーにも質問をします。どんな子ども時代だったのか、両親の言動は？　兄弟や姉妹との関係は？　など、詳しく聞きます。小児期における生活ぶりをあきらかにするためにも、家族からの聴取は重要です。また発達障害は、なりやすさの遺伝も考えられますので、簡単な家系図などを書きながら、両親や祖父母や親戚にいたるまでチェックしていきます。発達障害が本人だけの問題ではないことを知っていただきたいという思いがあるのです。「星野流根掘り葉掘り」と言われる入念な問診で、必ず治療の糸口が見えてくるのです。

またご家族やパートナーの方には、一方的に本人を叱ることや感情的に泣いたり落ちこんだりすることは発達障害の改善につながらないことをお知らせし、二次障害を防ぎ、家族がともに考えていく基盤を作るようにしています。

私の育った家庭はいわゆる「機能不全家族」（家族としての機能が果たせず、子どもが健全に育つ条件が欠けている家族のこと）でした。発達障害に機能不全家族が加わると症状の悪化や二次障害を起こしやすくなります。虐待や暴力、ネグレクトなど自分が子どものころにされたことを自分の子どもにしてしまう世代間伝播という問題も顕著です。しかし、「自分は機能不全家族に育った」という自覚がしっかりあれば、世代間伝播は食い止められます。傷ついた過去をうやむやにしたり、なかったことにするのではなく、しっかりと受け止めて「知ること、感じること、悟ること」が大事なのです。私も発達障害者であるということと、機能不全家族で育ったという自覚を持って生きてきましたので、決して褒められた夫や父ではなかったと思いますが、二次障害も世代間伝播も起こさずにすみました。今となっては「父も母も生きづらく、大変だったんだな……」と心から思えるのです。

発達障害者の〝純粋なエネルギー〟を活かす

七十年近い発達障害者としての自身の経験からも精神科医としての臨床経験からも確信を持って言えることは、発達障害は決して無意味で厄介なハンディなどではなく、上手にコントロールし仕事や生活の中で活かせば、人生を深く豊かにする才能であり能力であるということです。

- 興味を持ったことに集中し、決してあきらめないこと
- 独自のこだわりは強力なエネルギーを生むこと
- 人が思いつかないようなことがひらめくこと
- ひらめいたことは猪突猛進で実行すること

など、この純粋なエネルギーは興味や関心の的と仕事や学業とが一致すればきっ

とその分野ですばらしい業績を残せるはずです。

そのためには目の前の現実を虚心坦懐に観察すること。

自身も家族もありのままの姿を受け入れ、広い視野で将来を見るようにすれば、苦手なことに悩むことだけに陥らず、得意なことを見つけてそれを活かし生活することができるのです。

「気づくこと、受け入れること、そして情熱を注いで生きること」。

本人やご家族、職場を含む周囲の人間が、現実に気づき自分を冷静に見つめなおすことができれば、治療の効果も上がり、改善の方向に向かう可能性は十分にあります。

さらに必要に応じて、薬の使用を検討することも必要です。適切に薬物療法を施していくと、発達障害は調整できます（薬物療法に関しては、第5章参照）。

そしてぜひ、心から楽しめる「好きなこと」や「わくわくする時間」をみつけていただきたいものです。それが愚にもつかないことに見えても発達障害を抱えて生きる方や家族の助けとなるでしょう。

第5章

発達障害に似た症状と発達障害の治療法

発達障害に似ている病気、併発しやすい病気

発達障害は、思春期・青年期以後にさまざまな合併症を引き起こしやすいことが知られています。

また、発達障害と似たような症状に見えても、アスペルガー症候群やＡＤＨＤ以外の精神疾患であったり、併発していたりなど、専門家でも見分けがつきにくいことがあります。

なかでもうつ病を併発している場合が最も多く、不安障害、パーソナリティ障害、依存症・嗜癖行動などの合併を示す人もおり、合併数が多いほど治療は複雑化します。

代表的な合併症としては次のものが挙げられます。

1　うつ病（気分障害）

発達障害の人は、ストレス耐性が低く、うつ状態やうつ病を併発することがあります。何をやってもうまくいかなかったりなど子どもの頃から成功体験よりも挫折経験が多く、自己肯定感・自尊感情が低いことが理由です。

2　不安障害（神経症）

空気を読まずにはっきりとした発言をするＡＤＨＤの人は、一見図太いように見えますが、実際は心配性で不安や葛藤を抱えており、不安障害を併発することが少なくありません。

よく見られる症状として、強迫性障害、社会不安障害、パニック障害、心的外傷後ストレス障害、全般性不安障害などがあります。

●強迫性障害（強迫神経症）

主な症状は、繰り返し起こる不安なイメージ（強迫観念）と、それを打ち消すためのさまざまな行為（強迫行為）です。

たとえば、手がばい菌に汚染されていると思い何度も手を洗う、外出時、鍵をかけたかどうか、ガスの元栓を閉めたかどうかが気になり、何度も戻って確認をする、毎日決まったパターンで行動しないと不安になるなどです。

本人も不合理な行為であることは承知しているのですが、それを放置できず行為を繰り返してしまうことがこの障害の特徴です。

●社会不安障害（対人恐怖症）

不安や恐怖を感じる状況になると心身にさまざまな症状が現れる精神疾患です。

たとえば、会議での発言時など多くの人の前で話す場合などに、大量の汗をかいたり、動悸がしたり、手足が震えるなどの症状が現れるなどです。

●パニック障害（不安神経症）

突然、めまいや心悸亢進（通常は自覚されない心臓の鼓動を感じること）、呼吸困難などの発作が起こり、死の不安に襲われる精神疾患です。

めまいの他、心臓がどきどきする、身体や手足が震える、呼吸が速くなる、息苦しくなる、汗をかく、吐き気がするなどの発作が現れます。

思い当たる特別な原因がなくてもある日突然、急に発症するというのが特徴です。一度発症すると、「また発作が起こるのではないか」と再発への不安を抱くようになります。

●心的外傷後ストレス障害（ＰＴＳＤ）

心的外傷（トラウマ）体験が元となり、さまざまな身体的・精神的なストレス障害を引き起こす精神疾患です。

たとえば原因となる体験には、戦争、災害、事故、虐待や家庭内暴力、暴行などがあり、直接の被害者ではなくても、目撃したことがトラウマとなる場合もあります。

身体的・精神的症状として、何度も思い出したり繰り返し夢に見たりするフラッシュバック（再体験症状）、想起させるものを避けたり、体験そのものを思い出せなくなったりする回避症状、不眠、強い不安や焦燥感、極度の警戒心を見せたりなどの過覚醒症状（精神的な過敏症状）が見られます。

ＡＤＨＤの人は、一般の人よりもＰＴＳＤを合併しやすいことが知られています。

●全般性不安障害（不安神経症）

特に悩みや不安がないのに、慢性的に（診断基準では六ヶ月以上）漠然とした心配がつきまとい、身体的・精神的な症状が現れる精神疾患です。

症状として、身体的には、筋肉の緊張、首や肩の凝り、下痢、頻尿、頭痛、動悸、めまい、不眠などがあり、精神的には不安、緊張、落ち着きのなさ、苛立ち、集中力や記憶力の低下などが見られます。

ＡＤＨＤの人は、不注意傾向や衝動性などのために言動をコントロールできず、いつも漠然とした不安を抱えるために合併しやすいと考えられています。

3　パーソナリティ障害

著しく偏った思考・行動パターンのために、社会生活に支障が出る精神疾患です。パーソナリティとは、その人の行動パターンや性格全般を指しますが、ここに障害があり、攻撃的になったり自虐的になったりします。

●境界性パーソナリティ障害

自己や他者イメージが不安定で、感情や思考のコントロールに困難を伴う症状です。気分、行動、対人関係の面で、短期間に態度が豹変します。嫌われたり見捨てられるのを極度に恐れ、周囲の人を理想化したり、激しい怒りをぶつけたりします。自己像が不安定なため、常に空虚感や無気力感を抱いていることもあります。

アルコール、セックス、薬物に依存したり、過食、無謀な車の運転など自分を傷つけるような行為、自傷行為、自殺行為を繰り返したりします。

ＡＤＨＤと共通するのは、依存症や嗜癖行動を高い確率で併発することです。さらに双方に共通するのは強い衝動性ですが、異なるのはＡＤＨＤの場合は覚醒レベルを高めたり、不安を和らげるためであるのに対し、境界性パーソナリティ障害の人は、怒りや攻撃性、空虚感を解消するためである点です。

●反社会性パーソナリティ障害

自分の欲求を満たすためなら、他人に迷惑をかけることも平気で、しばしば他人を騙したり、傷つけたりします。それに自責の念を感じることもなく、常に自分を正当化し犯罪行動を繰り返すこともあります。

●自己愛性パーソナリティ障害

「自分は特別な人物である」と思い込んで「周囲の人から自分は特別扱いされるべき」という特権意識を持っているため、尊大で傲慢な態度や行動を取ります。

他人の気持ちを理解するという共感性に欠け、自分の成功や目的のために他人を平気で利用することもあります。

また、他人が成功や名誉を手に入れると激しく嫉妬します。

4　依存症・嗜癖行動

ＡＤＨＤの人が、自己肯定感や自尊心、ストレス耐性が低く感情が不安定なため、それらを解消しようと逃避したり、刹那的に依存や嗜癖行動を合併しやすいことは臨床的によく知られています。

アルコール、薬物などの物質依存、ギャンブル、セックス、買い物、抜毛などの行為依存、恋愛、夫婦間暴力などの人間関係依存があります。

5　双極性障害（躁うつ病）

うつ状態と躁状態が周期的に現れる症状です。躁状態のときは次のような症状などが現れます。

・不注意、落ち着きのなさ、気分の不安定さ
・よく考えず衝動的に行動する

・活動的
・早口でよくしゃべる
双極性障害とＡＤＨＤの相違は周期性の有無です。ＡＤＨＤの方が気分の変化は長く続かず、強烈ではありません。

6　統合失調症

脳内で情報の取捨選択に不具合が生じることが原因とされます。発症しやすい年齢は十五歳〜三十歳頃とされます。幻覚や幻想などの陽性症状、意欲の減退や感情の起伏がなくなるなどの陰性症状のふたつの症状が見られます。

学習障害（ＬＤ）

全般的な知的水準が標準的であるにもかかわらず、計算や読み書きなど特定の学習が極端に苦手という場合を指します。学習障害は発達障害の一つです。
具体的には次のものなどがあります。

・読字障害　文章を読むのが極端に遅く内容の理解ができない。
・書字障害　読むことはできても、文章や漢字を書くことができない。
・算数障害　簡単な計算ができない。数量など概念の理解ができない。

この他に、行為障害（非行）、反社会的行動（犯罪）、パラフィリア（異常性愛）、チック症・トゥレット症候群（運動性チックと音声チックの併発症状）などを併発する場合があります。

発達障害を疑ったらまず受診

発達障害を抱える人は、職場の上司、同僚、部下、そして家族や友人にとって、しばしばトラブルメーカーとなってしまいます。

子どもの頃に適切な診断、指導を受けることができればいいのですが、先述のように専門医の不足、病態の多様性などによって、見過ごされたまま成人し社会生活を送る段になって困難を伴うようになります。

しかし、大人になってからでも発達障害は治療可能です。

まず、本人が認めて（認知）受け入れ（受容）、適切な治療を受けながら周囲の人から理解を得て、サポートや支援を受けることが大切です。

発達障害かもしれないと思ったら、まず心療内科（または精神科）で診察を受けることが必要ですが、本人はなかなか認めたがらず病院に足を運ばないかもしれません。

その場合には、本人とできるだけ良好な関係にある同僚や家族、友人などの周囲の人が助言し、病院や医師の選択などをサポートしていく必要があります。

先述のように「重ね着」の一番上だけを診た場合、うつ病や統合失調症と診断されてしまうこともあるため、指示された治療で改善しないようなら、発達障害の専

医療機関を受診する

心療内科・精神科

まず、大人の発達障害について診察可能か確認して、心療内科か精神科へ。昨今は入りやすい雰囲気の医療機関なども増えている。

医療機関には、その分野のみを診察する「専門病院」、比較的気軽に足を運びやすい「クリニック」、複数の診療科を抱える「総合病院」などがある。

どこに行けばいいかわからない場合

発達障害支援センター

全国に配置されている機関。発達障害者の生活を支えるため、医療、福祉、教育、労働などの関係機関と連携し、情報を提供したり、さまざまな助言や支援をする。

門医を探しましょう。
一般に発達障害の治療の中心になるのは次のものです。

①　心理教育と環境調整療法
②　心理療法（カウンセリング）
③　認知行動療法
④　自助グループへの参加
⑤　薬物療法

本人が発達障害であることを認めて受け入れることができれば、心理療法（カウンセリング）も自助グループへの参加も有効です。

また、適切な処方であることが大前提ですが、病態によっては薬物療法もかなり有効と言えるでしょう。

心理教育と環境調整療法

発達障害と認知できていない場合、本人は、自分の問題行動や精神疾患は、性格や努力不足、家庭環境、トラウマなどが原因だと思っている場合が多く見られます。脳の機能障害が原因であるとは思ってもいないことがほとんどです。

そのために「自分はダメな人間だ」と自己評価や自尊感情が著しく低くなったり、「親やイジメのせいだ」と周囲に怒りや憎しみを向けてしまうことがあります。

そして、ますます周囲との軋轢がひどくなり、二次障害や合併症を発症することになるため、問題は深刻化していくのです。

大人の発達障害の治療では、初診時に、「性格や家庭環境が問題ではないこと。脳の発達がアンバランスであることが原因であり、心ではなく脳の問題であること。適切な治療を受ければ調整可能であること」を、まず理解してもらうことが極めて重要になります。

事実を知って一時的に落ち込むことがあっても、原因が自分の怠慢などでないことを理解して前向きになり、治療に向き合うことができます。

また、治療を受けることは周囲の人にとっても有効です。それまで、性格が悪い、だらしない、怠け者、非常識などの負のイメージを持っていた相手について、実は性格ではなく脳の問題であることがわかることで、改善する可能性を見出せれば、自分たちも不要なストレスから解放されるからです。

心理療法（カウンセリング）

心理療法は、心因性やトラウマなどが原因となる不安障害やパーソナリティ障害などで重要な役割を担う治療法の一つですが、発達障害の二次障害や合併症の予防にも有効です。

一般に心理療法は次のものに焦点を当てます。

①　診断にともなう気持ちの整理
②　抱えている問題の整理
③　適切な行動の理解
④　社会スキルの学習

これらによって、本人の変化や成長を促すとともに、家族も本人の状態を受け入れ、ともに成長、変化していけるようにするものです。

まず最初に、診断に対する本人の反応に取り組みます。

発達障害の人は幼少期から叱られ続けたり疎外されたりなどで、自尊感情が低い場合があります。

診断を受けて「自分はダメな人間ではない」とわかり、「安心感」と「自責感の軽減」を感じる人がほとんどです。

ただその一方で、脳機能の障害であることを知って、絶望や悲嘆にくれる人もいます。病気であることを受容できず、やり場のない憤りや、周囲の人に対して苛立ちと憎悪を覚える場合も見られます。

よって、カウンセラー（治療者）は、彼らが悲観的、絶望的にならず将来に希望を持って前向きに治療に取り組めるように、また、長所や能力に気づきそれを生かすように促していくことが必要です。

ただ、彼らはその病態ゆえに、しばしば予約していた治療時間を忘れたり、遅刻したりすることがあり、継続的な治療が難しかったり、カウンセラーと患者との信頼関係を築くことが困難な場合もあります。彼らに心理療法やカウンセリングを行う場合には、寛容で包容力のある治療者を選び、すぐに結果を望むのではなく息の長い治療を心がけることも重要です。

そこで、心理療法やカウンセリングとともに、前述の心理教育や環境調整療法、さらに、後述の自助グループへの参加や薬物療法を並行して行うことが必要となります。

認知行動療法――「考え方の枠組み」の歪みを正す

ほとんどの場合、誰でもその人なりの「考え方の枠組み」に基づいて行動していますが、この枠組みが歪んでいると、現状を正確に把握したり、冷静に判断したりできなくなります。これを「認知の歪み」と言います。

例えば次のような例があります。

①　すべてを悲観的に考える「マイナス思考」
②　些細な出来事を過度に一般化して考える「過度の一般化」
③　「～であるべき」「～しなければならない」と考える「～すべき思考」
④　「白か黒か」「よいか悪いか」と考える「二者択一的思考」
⑤　無関係なことでも何でも自分に関係しているように考える「個人化思考」

認知行動療法は、こういった認知の歪みを正すことで、偏った思考にはまり込んだ考え方のパターンから抜け出すための療法です。

カウンセラーは患者と一対一で、さまざまな場面や状況を例にあげ、物事の捉え方や考え方を修正し、社会に適応した行動がとれるように支援していきます。

具体的には次の方策などが用いられます。

① 破局的な物事の捉え方を緩和して、否定的な考え方を肯定的なものに移行させる。

② 認知の歪みに気づけるよう、それに名前付け（ラベリング）する。

③ 選択の幅・余地を検討し、多角的な物事の見方、プラスとマイナス両方の側面を見る。

自助グループ――同じ経験や苦痛を共有できる仲間と語り合うことで安心感を得る

多くの場合、発達障害を抱える人は、自己評価・自己肯定感が低く、職場やさまざまなコミュニティで孤立しがちです。このために、同じような経験や苦痛を知る人々と語り合うことは、安心感を得られ、不安を取り除くことに有効です。

私自身も経験がありますが、同じ悩みをオープンに話せることで「辛いのは自分だけではない」ことを実感し、不安が軽減されます。

全国的に展開している大人の発達障害の自助グループとしては次のものなどがあります。

①　えじそんくらぶ　ＡＤＨＤの人とその家族などを応援
②　アスペ・エルデの会　発達障害者とその家族や関係者を支援
③　大人のＡＤＤ＆ＡＤＨＤの会　ＡＤＨＤの人の実態を把握し支援

この他に、アルコール依存症のための「断酒会」や「ＡＡ」（Alcoholics Anonymous）、薬物依存症のための「ダルク」や「ＮＡ」（Narcotics Anonymous）、摂食障害のための「ＮＡＢＡ」（Nippon Anorexia Bulimia Association：日本アノレキシア・ブリミア協会）や「ＯＡ」（Overeaters Anonymous）、ギャンブル依存症のための「ＧＡ」（Gamblers Anonymous）、買い物依存症・浪費癖のための「ＤＡ」（Debtors Anonymous）、セックス・恋愛依存症のための「ＳＡ」（Sexaholics Anonymous）などがあり、実績を挙げています。

薬物療法――
中枢刺激剤の服用で症状が軽減する

欧米の専門家や臨床医の間では繰り返し強調されていますが、発達障害の中でも、特にＡＤＨＤやＡＳには薬物療法が有効です。

私の経験では、ＡＤＨＤに効果が見られるケースが多く、ＡＳＤでもしばしばＡＤＨＤ類似症状の改善につながります。

私の場合は、以下のように薬物を選択しています。

1　第一選択薬

●メチルフェニデート

ＡＤＨＤやＡＳの不注意・多動性・衝動性のコントロール欠如、感情の易変性、ストレス耐性の低さなどを改善。主にドーパミン系に作用。チック、脳波異常、てんかんなどを起こすこともあり、処方には注意が必要。

●アトモキセチン

メチルフェニデートと同様、ＡＤＨＤやＡＳの不注意・多動性・衝動性のコントロール欠如、感情の易変性、ストレス耐性の低さなどを改善。主にアドレナリン系に作用。

2　第二選択薬

●SSRI（選択的セロトニン再取り込み阻害薬、フルボキサミン、パロキセチンなど）

感情・気分の不安定、衝動性・攻撃性のコントロール欠如、ストレス耐性の低さ、意欲・気分の減退、不安焦燥感などを改善。特にうつ病、うつ状態を合併するもの。

3　第三選択薬

●バルプロ酸

SSRI同様、感情・気分の不安定、衝動性・攻撃性のコントロール欠如、ストレス耐性の低さ、意欲・気分の減退、不安焦燥感などを改善。特に脳波異常やてんかんを有するもの。

●**抗精神病薬**（ハロペリドール、アリピプラゾール、リスペリドンなど）

ハロペリダール、アリピプラゾールはチック症を有するもの、リスペリドンは夜間の睡眠障害を有するもの。

おわりに

「普通に」しなさい。「ちゃんと」しなさい。

発達障害を抱える人は、子どもの頃からそのように言われ続けてきた経験が多いものです。周囲から注意ばかり受けているため、「自分はダメな人間なんだ」と思ってしまうこともあるでしょう。

世の中では「多様性が大事」と言いながら、「普通」からはみ出した人に対して寛容ではないことがしばしばあります。そんな中で、発達障害者たちが日々苦労を重ねていることを、本書で少しでもご理解いただけたらと思います。

多様性を考えるにあたり、南米原産の「ジャガイモ」を例に挙げます。ジャガイモは、数十種類個々に適した気候、抵抗力、生産性が多様なため、ある種の条件のみで全体が絶滅することはないと言われています。アメリカ大陸発見ののち、痩せた土地でも栽培可能なジャガイモはヨーロッパに輸入されましたが、多数種のうち、生産性の高いわずかの種類だけを持ち込んだことにより、十九世紀にジャガイモの疫病が流行し、その疫病に弱い種を栽培していたアイルランドは飢饉に陥りました。このことは、植物でも動物でも生産性、収益性のみを優先すると、危機状態において種の絶滅につながることを示唆しているのではないでしょうか。

すべての生物には一つとして無意味なものはないというのが私の持論で、人口の10％にのぼると言われる発達障害者の存在にも十分に意味があると思っています。

本書で触れたように、発達障害が疑われる偉人は数多く存在します。「普通」の人には思いつかない発想、一つのことにこだわり集中する力、過去にとらわれず、積極的に新しいことに立ち向かっていく姿勢。一時的には周囲と軋轢を起こすことがあっても、そんな彼らの存在は、長い歴史から見れば、不可欠であったわけです。

一定のルールが優先される職場において、発達障害者の周囲の人は、彼らに振り回され迷惑を被ることも多々あるでしょう。できれば距離を置きたいという感情が勝ることもあるかもしれません。

けれど今一度、彼らが本質的に抱えた個性を忖度して、排除する方向ではなく、何とか活かせる方向を見つけていただければと思います。

本書がその一助となれば幸いです。

星野仁彦

本書は書下ろしです。

カバー／本文デザイン　今井秀之
カバーイラスト／
図版 P6-P7、P24、P45、P48　キットデザイン
編集協力　稲田美保
本文校正　鷗来堂

星野仁彦氏は、下記の病院とクリニックで診察しています。
ただし予約が集中した場合、かなりの時間お待ちいただく可能性があることをご了承ください。

星ヶ丘病院
〒963-0211　福島県郡山市片平町字北三天7番地
TEL 024-952-6411（完全予約制）

ロマリンダクリニック（診療は女性のみ）
〒963-8002　福島県郡山市駅前2丁目11番1号
TEL 024-924-1161（完全予約制。診療費は自由診療）

星野仁彦　ほしの・よしひこ

1947年福島県生まれ。心療内科医・医学博士。福島学院大学大学院教授。福島県立医科大学卒業後、米国エール大学児童精神科留学。福島県立医科大学神経精神科助教授などを経て現職。専門は児童精神医学、スクールカウンセリング、精神薬理学など。発達障害を専門とする児童精神医学の第一人者。著書に、ロングセラーとなっている『発達障害に気づかない大人たち』『発達障害に気づかない大人たち〈職場編〉』（祥伝社新書）のほか、『それって、大人のADHDかもしれません』（アスコム）、『「空気が読めない」という病 ― 大人の発達障害の真実』（ベスト新書）、『発達障害を見過ごされる子ども、認めない親』（幻冬舎新書）、『私は発達障害のある心療内科医―「いつも生きづらさを感じている人」への処方箋』（マキノ出版）、共著に『まさか発達障害だったなんて―「困った人」と呼ばれつづけて』（PHP新書）『大人の"かくれ発達障害"が増えている ― 発達障害は万病のもと！』（法研）などがある。

会社《かいしゃ》の中《なか》の発達《はったつ》障《しょう》害《がい》
いつも嫌《いや》なことを言《い》う上司《じょうし》、いつも迷惑《めいわく》をかける部下《ぶか》

2017年9月10日　第1刷発行

著　者　星野仁彦《ほしのよしひこ》

発行者　茨木政彦

発行所　株式会社集英社
〒101-8050　東京都千代田区一ツ橋 2-5-10
電話　編集部 03-3230-6141
読者係 03-3230-6080
販売部 03-3230-6393（書店専用）

印刷所　凸版印刷株式会社

製本所　株式会社ブックアート

ISBN978-4-08-781635-8　C0047